JN094985

BRAIN MENTAL

🧠 + ❤️

ブレイン
メンタル
強化大全

精神科医
樺沢紫苑

SANCTUARY BOOKS

はじめに

　新型コロナウイルスの流行により、世界的に多くの感染者、犠牲者が出ました。そして、経済的にもはかりしれない打撃、損失を受けています。

　日本人が有史以来、これほどまでに「病気にならない」ことに関心を持ったときがあったでしょうか。おそらく歴史上、初のことだと思います。
「健康」であるためには、正しい情報を得て、きちんと自分の意思と行動で、積極的に病気を予防していかなければいけない。そんな時代がきたのです。

「健康」にはかけがえのない価値があります。そして、「健康な生活習慣」を維持することは、「病気にならない」という他に、「脳のパフォーマンスを高める」という意味があります。

　睡眠時間6時間以下の生活をしている人は、徹夜明けと同程度まで脳のパフォーマンスが下がっていますが、非常に残念なことに、働き盛りのビジネスマンの約半分が、そんな状態に陥っています。

「仕事が定時で終わらない」「仕事のミスが多い」「会社でなかなか評価されない」……こんな悩みを持つ方は多いのではないでしょうか。

　それは、あなたの能力が足りないわけではなく、睡眠不足、運動不足など「悪い生活習慣」の影響で、あなたが本来のパフォーマンスの半分しか出せていないだけなのです。

　生活習慣を整えることで、「脳のパフォーマンス」が高まり、「仕事のパフォーマンス」が圧倒的に高まります。

　生活習慣を見直すことは、いわば最強の仕事術です。それは、たったの1週間でも変化を実感できます。

　生活習慣を整えると、高血圧、糖尿病、がん、心疾患などの生活習慣病、そして、うつ病、認知症といったメンタル疾患のリスクを飛躍的に下げることが可能です。

　本書の目的は2つです。

「脳のパフォーマンスを高め、より仕事や勉強ができるようになる」ということ。

　もうひとつは「身体疾患とメンタル疾患を予防し、病気にかかることなく長生きする」ということです。

　前者は、本書の内容を実践すれば、1週間で効果が出ます。後者は、なかなか効果が出にくく思えますが、睡眠や運動を1カ月も続ければ、「気分がいい」「体調がいい」といった効果を実感するでしょう。

健康にいい生活習慣とは、「睡眠」「運動」「食事」「禁煙」「節酒」「ストレス解消」の6つです。

　「睡眠」「節酒」「ストレス解消」に関しては、精神科医である私の専門領域。タバコも「ニコチン依存」「依存症」と考えると、精神科の領域です。近年、研究が進む「脳と運動」に関しても、完全に精神科の領域です。

　「食事」に関しては、精神科医の専門ではありませんが、私は個人的にあらゆる食品、サプリなどを実際に試し続け、膨大な論文を読んで研究しています。

　私は、「睡眠」や「運動」に関する動画を数百本、メンタルと身体の健康、予防に関する動画を、2014年から2500本以上もYouTubeにアップしています。チャンネル登録者数20万人以上、日本最大の精神科医ユーチューバーでもあります。

　「メンタルにいい生活習慣」の重要性と具体的な方法についてアウトプットしてきた第一人者が、これまで発信してきた膨大な情報に最新の科学研究を加えて、わかりやすくまとめた「健康にいい生活習慣」の教科書ともいえる決定版。それが本書です。

　メンタル疾患を予防する、治療する生活習慣は、「睡眠」「運動」「食事」「禁煙」「節酒」「ストレス解消」の6つです。

　そして、「高血圧」「糖尿病」「がん」などの7大生活習慣病を予防する方法は、「睡眠」「運動」「食事」「禁煙」「節酒」「ストレス解消」の6つです。

　なんと「メンタル疾患を予防する方法」と「生活習慣病を予防する方法」はまったく同じなのです。

　脳は身体の司令塔です。脳は、自律神経系やホルモン系、体温や食欲の調整、生体のリズムなどを司ります。脳にいい生活習慣が、身体全身にいい生活習慣であることは、実に当然のことなのです。

「WITH コロナ時代」は、感染、健康への不安と隣り合わせです。
　生活習慣を整えることで、免疫力は高まり、コロナ感染への心配がなくなり、脳は活性化し、仕事のパフォーマンスも飛躍的にアップする。あなたの心と身体をベストパフォーマンスにしながら、メンタル疾患、生活習慣病とは無縁の「絶好調」の状態で、毎日を有意義に過ごしていただきたい。

　そんな思いを込めて、これからの時代に絶対に必要な「健康戦略辞典」としてまとめたのが、この『ブレインメンタル強化大全』です。

　本書が「日本人の健康」、そしてパフォーマンス高く、エネルギッシュに「WITH コロナ時代」を乗り越えていくためのお役に立てたら、精神科医としてうれしく思います。

精神科医　樺沢紫苑

CONTENTS

CHAPTER2 運動
EXERCISE

CHAPTER3 朝散歩

MORNING WALK

CHAPTER4 生活習慣
LIFESTYLE

CHAPTER5 休息
REST

BRAIN+
MENTAL

序

基礎知識
RULES

うつも病気も、「予備軍」で防げる

あなたは今、健康ですか？

多くの人は、「はい」と答えるでしょう。

では、健康診断で血液検査の数値はすべて正常ですか？　肝機能、コレステロール、血糖などが高めに出てはいませんか？　もし、検査の数値のいくつかが異常ならば、あなたは「完全な健康」とはいえません。

そもそも、「健康」の定義とはなんでしょう？　多くの人は「病気ではない状態」を健康と考えています。しかし、「健康」か「病気」かの、二者択一で自分の健康状態を判断するのは危険です。

健康だった人が、ある日突然病気になる。例えば、突然、高血圧や糖尿病になるということはありません。

「血圧高め」「血糖高め」の状態を何年も放置するから、徐々に悪化して高血圧や糖尿病を発病するのです。高血圧や糖尿病は、薬物治療が必要な状態まで悪化すると、もとの健康な状態に戻すことは、極めて困難になります。

メンタル疾患、うつ病も同じです。やる気が出ない、ミスが多い、体調が悪いといった「前うつ」「軽うつ」の状態が数週間か数カ月あって、その後「うつ病」として発病することがほとんどです。

多くのメンタル疾患、生活習慣病には、このように「健康」と「病気」の間、「予備軍」という状態があるのです。

「予備軍」と「病気」の最大の違いは、「予備軍」は可逆的であるのに対して、「病気」は「不可逆的」もしくは「非常に治りにくい」ということ。

「予備軍」であれば、生活習慣を徹底して改善することで、かなり短期間で「健康」な状態に戻ることができます。しかし、いったん「病気」の状態まで進んでしまうと、例えば「認知症」「高血圧」「糖尿病」などは、完全に治すことは難しい、つまり「治らない」

状態になってしまうこともありえるのです。

　メンタル疾患も身体疾患も「予備軍」の段階で早期発見し、しっかりと対処していけば、病気（不可逆な状態）へと進行するのを防ぐことができます。これが「病気の予防」の基本です。

　医師から「運動してください」「食事に気をつけてください」「ストレスを減らしてください」とアドバイスされるはずですが、それをしっかり守って、1年後に「予備軍」から「健康」に戻る人は、ほとんどいません。

　なぜ、「予備軍」の人は、「運動してください」「食事に気をつけてください」「ストレスを減らしてください」というアドバイスを受けながら、それを放置するのでしょう。それは、具体的なやり方がわからないからです。

　本書では、以下、「睡眠」「運動」「食事」「禁煙」「節酒」「ストレス発散」といった、病気を予防する6つの生活習慣について、あなたが「何をすべきか（TO DO）」を詳しく、そして明解にお伝えしていきます。

　あとはあなたが、それを実行するだけで、病気の予防が可能になります。

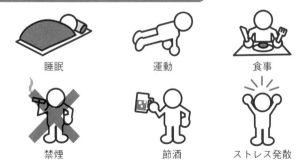

「予備軍」で対処すれば病気は予防可能

睡眠　　　　　運動　　　　　食事

禁煙　　　　　節酒　　　　　ストレス発散

「不調」を放っておかない。
「予備軍」のうちに行動する。

「絶好調」を目指して、パフォーマンスを２倍にする

　自分は「健康である」と答えた方に質問です。

　気力、体力ともに充実した「絶好調」の状態といえますか？　「私は、毎日絶好調です！」といえる人は少ないと思います。

　仕事から家に帰ったらヘロヘロの状態。１週間の疲れがたまり土日は昼近くまで寝ている、という人もいるでしょう。

　健康とは病気ではない状態。しかし、そこには「お疲れモード」の人から、「快活でエネルギッシュな人」「絶好調の人」まで、さまざまな人が含まれます。

　「お疲れモード」から脱出し、気力体力、ともに充実した「絶好調」の状態に持っていく。仕事のパフォーマンスを高め、質の高い仕事を要領よくこなす。会社でも評価され、体力にも余裕があり、プライベートの時間も充実して過ごせる。

　同じ人生を送るのなら、そんな「絶好調」な生活を目指しませんか？

　「ウェルビーイング」（well-being）という言葉があります。

　世界保健機関（WHO）憲章によると、「健康とは、単に病気、病弱ではないというだけではなく、肉体的、精神的、社会的にも、すべてが満たされた状態（well-being）である」。

　「病気ではない状態」のさらに上をいく状態が「ウェルビーイング」。「ウェルビーイング」は「幸福」と訳されることもありますが、私はわかりやすく「絶好調」と呼びます。

　肉体的、精神的にも調子がよく、人間関係にも満たされ社会的にも充実した状態。それは、まさに「絶好調」というのがふさわしい。

　本書は、精神科医として「メンタル疾患や生活習慣病を予防してほしい」という思いを込めて書きましたが、「病気にならない」という消極的な健康を目指すのではなく、さらにその上の、気力、

体力、人間関係などすべて充実した「絶好調」「ウェルビーイング」を目指していただきたいのです。

その方法は、「睡眠」「運動」「食事」「禁煙」「節酒」「ストレス発散」。結局のところ6つの生活習慣改善に集約されます。

睡眠不足、運動不足など、乱れた生活習慣の人は、本来持っている能力の半分も発揮できていないでしょう。

あなたが、仕事の質と量を、今の2倍にできたら、どうなりますか？　それは、圧倒的な仕事力のアップにつながります。

拙著『アウトプット大全』『インプット大全』は、あなたの仕事のパフォーマンスを極限まで高める「仕事術」「ビジネスノウハウ」の集大成的な本でした。しかし、どんなに素晴らしい「仕事術」も、睡眠不足、運動不足の人では、半分しか結果が出ないのです。ものすごくもったいないことです。

どんなビジネス書のノウハウを実行するより先に、本書の「生活習慣改善」を行うほうが、あなたの仕事力はアップします。

本書『ブレインメンタル強化大全』は、すなわち「あなたのパフォーマンスを最大化する習慣大全」なのです。
『アウトプット大全』『インプット大全』と併せて実行することで、あなたの仕事力を決定的に改善することができるでしょう。

肉体的にも精神的にも、「絶好調」を目指す

改善・予防　◀　睡眠、運動、食事など

睡眠不足、運動不足、不規則な生活　▶　悪化

整える
コンディショニング

絶好調
ウェルビーイング

予防

治療、
病気を治す

健康　予備軍　病気

好調　◀▶　不調

どんなスキルより先に、
「生活習慣改善力」を高めよう。

BRAIN+
MENTAL

CHAPTER1

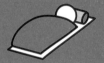

睡眠
SLEEP

⌛ この章のまとめ

3分でわかる！

「CHAPTER 1 睡眠」には どんなことが書いてあるの？

ちょっとお疲れモードの読者代表が、著者に質問をぶつけました。ここを読むだけで、各章に書いてあることが「ざっくり」とわかります。

あぁ今週もよく働いたなぁ。毎晩遅かったけど、大事なプレゼンもうまくいった。でも、最近なんだか疲れがとれにくくなっているような……。まぁ、今年35歳だし仕方ないか。

毎日遅くまでご苦労さま。疲れているようだけど、ちゃんと**睡眠はとっていますか？**

樺沢先生！　大丈夫ですよ、まぁまぁ寝ています。昨日は、スマホで海外ドラマを1本見たあと、2時頃に寝て7時に起きたから、5時間くらいかな。でも私、ショートスリーパーなんですよ。

ショートスリーパーは特別な遺伝子の突然変異を持っている人のこと。10万人に4人ほどしかいません。**睡眠時間が1日6時間以下の人は、間違いなく睡眠不足です。**

そうなんですか!?　でも私はいたって健康ですよ。健康診断でも何も引っかからないし、仕事も普通にこなせています。睡眠不足って具体的にどんなデメリットがあるんですか？

簡単にいうと、**寿命が縮まります。**

寿命!?

仕事のパフォーマンスも激しく下がりますし、しかも太ります。

ちょ、ちょっと待ってくださいよ。寿命とか太るとか、睡眠に関係なくないですか？

大ありですよ。睡眠研究で有名なペンシルベニア州立大学の研究によれば、1日6時間未満しか寝ていない人は、それ以上寝ている人に比べて死亡率が5倍にのぼったそうです。

5倍……どうしてそうなるんですか!?

がん、脳卒中、心筋梗塞など、死亡リスクのある**病気にかかる率がのきなみ高まる**からです。病気を引き起こすだけでなく、集中力や注意力、判断力、感情コントロールなど、ほとんどの**脳機能が低下**してしまいます。6時間睡眠を10日続けると、認知機能は24時間の徹夜と同程度にまで落ちてしまうという研究結果もあるほど。

私は、ほぼ徹夜状態で仕事していたってことですか……。

あと、睡眠不足には肥満になる原因がいくつも隠れています。起きて活動する時間が長いと、身体はエネルギーを蓄えようとしたり、食欲増進ホルモンが増えたり。睡眠不足の状態は、通常より4倍も太りやすいとされています。

睡眠を甘くみていました……。寝る時間を削ってその分仕事したほうが成果が出るし、人生も充実すると思っていました。

私も20代の頃は、睡眠時間を削って猛烈に働いていました。でも28歳のとき、外に出たら耳が突然キーンと痛んで……。当時は旭川の病院に勤めていたので、「寒いからかな？」と放っておいたのですが、1週間後には音が反響して患者さんの声も聞こえなくなり、ついにはめまいまでするように。**ストレスによる突発性難聴**でした。処方された薬と睡眠と禁酒で1週間ほどで治りましたが、そのまま放置していたら一生治らなかったかもしれません。そこから自身の「**健康**」を意識するようになり、**病気にならない生き方、つまり「予防」という考え方**を広めたいと思うようになったんです。

先生にもそんな過去があったんですね……。では何時間睡眠がベストなんですか？

カリフォルニア大学などの研究によれば、**最も死亡率が低いのは7時間睡眠**とされています。寝すぎもまた死亡率が上がってしまうのですが、7時間以上寝るように心がけましょう。ただし、睡眠は「量」だけでなく「質」も重要です。毎日すっきり目覚めていますか？

う〜ん……、すっきりとはいえないですね。アラームのスヌーズ機能でなんとか……。

あなたの場合、睡眠時間が足りないことも影響していそうですが、起きるのがつらかったり、身体の疲れが残っていたりすると、睡眠の質が悪い可能性が高いです。
睡眠の質が悪くなる主な原因は、寝る前の「**ブルーライト**」や「**飲酒・食事**」、ゲームや映画などの「**興奮系娯楽**」。心あたりはありませんか？

心あたりしかない……。疲れているはずなのになかなか寝付けないから、スマホでドラマや YouTube を見てから寝るのが習慣になっています。帰宅が遅いから晩ごはんも遅いし、晩酌に缶ビール２～３本あけてしまう。

ブルーライトを浴びると、身体が「今は昼だ」と認識します。それでおもしろいドラマなんか見てしまったら、交感神経が優位になってますます眠れなくなります。

また、お酒は睡眠障害の最大の原因。食事に関しても、食後すぐに寝ると疲労を回復させる成長ホルモンが出なくなり、消化管が活動して身体も休まらないので、睡眠の意味がなくなってしまいます。お酒や食事のあとは、寝るまでに最低でも２時間はあけないといけませんよ。

そ、そうなんですね。寝る前のスマホやお酒がダメだとすると、いったい何をしたらいいのか……。

寝る前の２時間は「リラックスのゴールデンタイム」。 家族やペットと過ごしたり、本を読んだり、楽しかったことやうれしかったことだけを簡単に書く「３行ポジティブ日記」もおすすめです。

あ、友達が飲んでいるといっていた、睡眠サプリも試してみようかな？

効くかわからないサプリに頼るより、まずは生活習慣を改善しましょうね。

> **まとめ**
> ☑ 睡眠時間１日６時間以下が、「睡眠不足」
> ☑ 睡眠不足は、「寿命が縮まる」「脳機能が下がる」「太る」
> ☑ 最も死亡率が低いのは、「７時間睡眠」の人
> ☑ 眠りを妨げるのは、寝る前のスマホやテレビ、飲酒、食事
> ☑ 寝る前２時間はリラックスタイムに

日本人の 4 割は睡眠不足

　日本人の睡眠不足は深刻です。

　経済協力開発機構（OECD）による平均睡眠時間の調査（2019年）によると、日本の睡眠時間は OECD30 カ国中ワースト 1 位。日本は、世界的に最も睡眠時間が短い国。世界平均よりも 61 分も短いのです。

　厚生労働省調べによると、睡眠 6 時間未満の人の割合は、男性36.1％、女性 39.6％。性・年齢階級別では、男性の 30 ～ 50 代、女性の 40 ～ 60 代では 4 割を超えています（「平成 30 年 国民健康・栄養調査」）。

　7 時間以上の睡眠は、男性 29.5％、女性 25.7％。つまり、日本人の約 4 割が睡眠不足であり、健康的な睡眠がとれている人は、3 ～ 4 人にひとりしかいない、といえます。

　また「国民健康・栄養調査」での、「ここ 1 カ月間、睡眠で休養が十分にとれていない人」の割合は 21.7％。日本人の 5 人にひとりが、睡眠に問題を抱えているのです。

　不眠は加齢とともに増加します。60 歳以上では約 3 人にひとりが睡眠の問題で悩んでいます。また、国立保健医療科学院の調査によると、日本人の 14 人にひとりが睡眠薬を服用しています。多くの日本人は、睡眠を見直す、改善する必要があるのです。

日本人は世界一睡眠不足

睡眠不足　5人に2人

睡眠障害　5人にひとり

睡眠薬服用　14人にひとり

睡眠不足と睡眠障害は、何が違うのでしょうか。また、最近では「睡眠負債」という言葉も使われます。

必要な睡眠時間が確保できていない人が「睡眠不足」です。何時間以下が「睡眠不足」なのかは議論がありますが、ほとんどの睡眠研究で「6時間以下」とそれ以上の群で比較研究していて、「6時間以下」の群で大きな健康の害があらわれるので、本書では「睡眠時間6時間以下」の人を「睡眠不足」とします。

また、8時間眠っていても、「睡眠の質」が悪く、十分に疲労が回復していないのなら、それも睡眠不足となります。「量（時間）」または「質」において、睡眠が足りていない状態が睡眠不足です。「睡眠負債」とは、日々の睡眠不足が借金のように積み重なり、心身に悪影響を及ぼすおそれのある状態のこと。疲労や認知機能低下が常態化し、集中力が低下し生産性が低下します。たった1週間の睡眠不足でも「睡眠負債」はたまります。週末2日間の十分な睡眠でも「睡眠負債」の返済はできません。「睡眠負債」が長期でたまると、生活習慣病のリスクが飛躍的に高まります。「睡眠障害」は、「寝たいけど寝られない」という人です。入眠障害、中途覚醒、早朝覚醒、熟眠障害、睡眠リズム障害などがあります。日中の眠気も強く、仕事や学業、生活に支障をきたす状態です。

睡眠不足、睡眠負債、睡眠障害。あなたがどれかに当てはまるとするならば、以下、本書でお伝えする「睡眠改善」の方法をしっかりと実践し、健康的な質のいい睡眠を目指してください。

睡眠不足と睡眠障害の違い

睡眠不足	睡眠時間6時間以下。本人は寝たいと思っているが、睡眠時間を確保できない人が多い。
睡眠障害	眠りたいけど眠れない状態。日中の眠気や仕事のパフォーマンスの低下をきたしている。
睡眠負債	睡眠不足が続くことにより、認知機能の低下や健康へのマイナス効果が蓄積された状態。

世界一眠らない日本人。
睡眠時間6時間以下が「睡眠不足」。

睡眠不足は、「命」を削る

睡眠不足のデメリット①

　睡眠不足が健康に悪いというのは、なんとなくは知っているでしょう。

　では、具体的に睡眠時間を削るとどんなことが起きるのでしょうか。睡眠不足のデメリットは、大きく以下の４つです。

①病気になる、寿命が縮む
②仕事のパフォーマンスが著しく低下する
③太る
④認知症になる

　まずは、「①病気になる、寿命が縮む」について、睡眠不足によって病気になるリスクがどれだけ高まるのか、図にまとめてみました。

　研究によって数字に幅がありますが、睡眠時間６時間以下の人は、そうでない人と比べて、がんが６倍、脳卒中４倍、心筋梗塞３倍、糖尿病３倍、高血圧２倍、風邪が5.2倍、認知症５倍、うつ病5.8倍、自殺が4.3倍です。ある研究では、死亡率が5.6倍ともいいます。

　例えば、「がんのリスクが６倍」というのが、どれほどのことなのか。日本人の２人にひとりがんになり、３人にひとりがんで亡くなっています。それだけありふれた病気のリスクが６倍に高まるとは、驚くのではないでしょうか。

睡眠不足はものすごく健康に悪い

がん	6倍	1.6〜6倍	風邪	5.2倍	2.5〜5.2倍
脳卒中	4倍		認知症	5倍	2.9〜5倍
心筋梗塞	3倍		うつ病	5.8倍	2.5〜5.8倍
糖尿病	3倍	2.2〜3倍	自殺	4.3倍	1.9〜4.3倍
高血圧	2倍	1.3〜2倍			

※代表的な研究からの抜粋。
　幅があるものは複数論文からの引用。

睡眠不足は、ほとんどすべての生活習慣病のリスクを高め、うつ病、認知症などのメンタル疾患のリスクを高めます。逆に、十分な睡眠をとることで、ほとんどすべての生活習慣病とメンタル疾患の予防につながるのです。

具体的には、睡眠時間を削ると「命の回数券」と呼ばれる「テロメア」が短くなります。テロメアは染色体の末端にあり、細胞分裂をするほどに短くなっていきます。テロメアがなくなると、それ以上の細胞分裂ができない、つまり、テロメアは寿命と深い関係があります。

ノーベル生理学・医学賞を受賞したエリザベス・ブラックバーン博士らの研究によると、睡眠5〜6時間の高齢者のテロメアは短く、睡眠7時間の高齢者は一般的な中年のテロメアと同程度かむしろ長いと報告しています。

テロメアと寿命は深い関係がありますので、「睡眠不足」は寿命を削り、「十分な睡眠」は寿命を延ばすといえるのです。

睡眠不足による細胞や臓器へのダメージは少しずつ蓄積し、40代後半から、50歳を過ぎて、糖尿病、高血圧、心筋梗塞、脳卒中、がんなどの「生活習慣病」という形で、一気にあらわれます。

最悪、40代、50代で過労死、突然死で亡くなる危険性もあります。過労死のリスクは、睡眠不足と強い相関があるからです。

若い頃にためた「睡眠負債」を、20年後に死神がとりたてにくるようなもの。そうならないために、今から「睡眠改善」に取り組んでほしいのです。

睡眠負債とは？

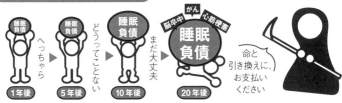

「睡眠負債」をあなどらない。
20年後のあなたの「命」が狙われている！

仕事のパフォーマンスが著しく低下する
睡眠不足のデメリット②

　睡眠時間を削ると脳のパフォーマンスが著しく低下します。どのくらい下がるのかというと、6時間睡眠を14日間続けると48時間徹夜したのと同程度の認知機能になります。別の研究では、6時間睡眠を10日間続けただけで、24時間徹夜したのと同程度の認知機能になるという研究もあります。

　これは具体的には、日本酒を1〜2合飲んだときの「酔っぱらい状態」での認知機能に相当します。

　つまり、毎日6時間睡眠を続けている人は、「毎日徹夜明けで仕事をしている」「お酒を飲みながら仕事をしている」のと同じくらい低いパフォーマンスで、日々仕事をしているということです。

　睡眠を削ることで、集中力、注意力、判断力、実行機能、即時記憶、作業記憶、数量的能力、数学能力、論理的推論能力、気分、感情など、ほとんどすべての脳機能が低下することが明らかにされています。

　では、具体的にどのくらいパフォーマンスが落ちるのでしょうか。

睡眠時間と集中力の関係

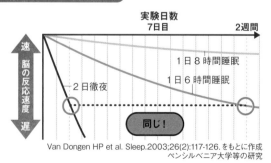

Van Dongen HP et al. Sleep.2003;26(2):117-126.をもとに作成
ペンシルベニア大学等の研究

　アメリカ・ミシガン州立大学の研究では、被験者に1日だけ徹夜をしてもらい、翌朝に注意力のテストを行ったところ、不注意によるミスが起こる確率が3倍に上がりました。

　また、権威ある医学雑誌『ランセット』に掲載された研究によると、睡眠不足の医師は、十分な睡眠をとった医師に比べて業務を完了させるのに14%長くかかり、ミスする確率は20%以上も高くなりました。

　業務時間14%延長というのは、8時間で終わる仕事が、9時間7分かかるという計算。毎日1時間ずつ、余計に仕事をしないといけません。その無駄な1時間は「睡眠」にあてるべきです。「6時間睡眠で9時間労働」するのと、「7時間睡眠して8時間労働」で帰るのと、どちらがいいでしょうか。

　睡眠不足の人は、本来持つ自分の能力の1〜2割も低い能力で、毎日仕事をしているのです。がんばっても仕事がはかどらない。ミスや失敗が多く叱られる。疲れやすい。感情が不安定。人間関係も悪化する……。

　睡眠時間を少し増やしただけで、仕事や人間関係の悩みが解決するとしたら、どんなに素晴らしいことでしょうか。

仕事の悩みと睡眠時間の関係

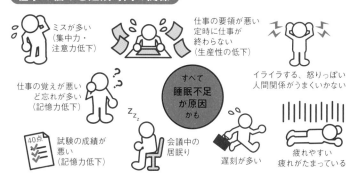

ミスが多い
（集中力・注意力低下）

仕事の要領が悪い
定時に仕事が
終わらない
（生産性の低下）

仕事の覚えが悪い
ど忘れが多い
（記憶力低下）

すべて
睡眠不足
が原因
かも

イライラする、怒りっぽい
人間関係がうまくいかない

40点 試験の成績が
悪い
（記憶力低下）

会議中の
居眠り

遅刻が多い

疲れやすい
疲れがたまっている

「眠ること」が究極の仕事術。
どんな仕事より優先しよう。

食欲が暴走し、4倍太る

睡眠不足のデメリット③

　あなたのダイエットが失敗するのは、あなたの意志が弱いせいではありません。睡眠不足のせいです。そして、あなたが太っているのも、睡眠不足のせいです。睡眠と肥満の関係を、科学的根拠を示しながら解説します。

①睡眠不足は、4倍太りやすい

　コロンビア大学の研究によると、7時間睡眠を「1」とした場合、肥満の人の割合は5時間睡眠で50％アップ、4時間睡眠で73％アップという結果となりました。

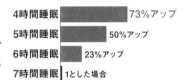

睡眠時間と肥満度の関係

4時間睡眠	73％アップ
5時間睡眠	50％アップ
6時間睡眠	23％アップ
7時間睡眠	1とした場合

アメリカ・コロンビア大学の研究をもとに作成

　また、別の研究ではもっと深刻な数字が出ています。スイス・チューリッヒ大学による27歳の男女約500人を13年間追跡した研究によると、睡眠5時間以下の人は、睡眠6～7時間以下の人に比べて、年間のBMIの上昇率が約4倍。つまり、4倍も太りやすいことがわかりました。

　実際に、睡眠不足の人はそうでない人と比べ、BMIが平均4.2も高かったのです。睡眠不足は、肥満の原因となるのです。

②睡眠不足で、食欲が異常に亢進（こうしん）

　睡眠不足になると、食欲を増進させるホルモンのグレリンが増え、食欲を抑制するホルモンのレプチンが減ります。このホルモンの変化は、「食欲が25％アップ」に匹敵します。

　アメリカ・ペンシルベニア大学の研究では、8時間睡眠をとったグループと徹夜をしたグループを比較したところ、徹夜したグループのほうが高カロリー、高脂肪の食べ物を選び、1日あたりの摂取カロリーが高い傾向がありました。

睡眠不足になると、食欲が爆発的に増えて、「甘いものが食べたい！」「ラーメンが食べたい！」といった、糖質、脂質に対する欲求が強まるのです。

③睡眠不足では、食欲を我慢することが困難

カリフォルニア大学バークレー校での脳画像を使った研究によると、睡眠不足の脳では「合理的な意思決定を司る部分」（前頭前皮質と島皮質）の活動は低下し、その反面、"食べたい"という衝動に関連する部分（扁桃体）の活動は活発になっていました。

つまり、睡眠不足になると「食べたい！」という衝動は強まり、「我慢しよう」というコントロールは弱まるのです。

④睡眠不足で1日385kcal摂取カロリーが増える

ロンドン大学の研究によると、「睡眠と食欲」に関する11の研究（約500人分のデータ）を分析したところ、睡眠が6時間以下の人は、「1日におよそ385kcal、摂取カロリーが余計に増える」という事実が明らかになりました。

385kcalを運動で消費するには、ジョギングで約30分か、ウォーキングで1時間歩かないといけない。それだけのダイエット効果が、睡眠時間を7時間しっかりとるだけで得られるのです。

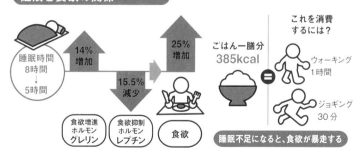

睡眠と食欲の関係

睡眠時間
8時間
↓
5時間

14%
増加

15.5%
減少

25%
増加

食欲増進
ホルモン
グレリン

食欲抑制
ホルモン
レプチン

食欲

睡眠不足になると、食欲が暴走する

これを消費
するには？

ごはん一膳分
385kcal

＝

ウォーキング
1時間

ジョギング
30分

やせたいなら「7時間睡眠」がマスト。

人生を謳歌したければ、脳の老廃物を洗い流せ

最近、「人生100年時代」という言葉がよく使われます。人生100歳まで謳歌できたとしたら、どれほど素晴らしいでしょうか。

しかし仮にあなたが100歳まで生きたとしても、おそらく「認知症」になっているでしょう。なぜならば、100歳以上の人の90％が認知症（軽度認知機能障害を含む）だからです。

日本は、本格的な高齢化社会に突入しますが、今までと同じ割合で認知症患者が増えていくと、日本の医療と介護は破綻するでしょう。80歳を超えると5人にひとり以上、90歳を超えると5人に3人以上が認知症になるからです。

認知症を予防する効果的な方法が2つあります。それは、「睡眠」と「運動」です。

年齢別認知症有病率

65歳以上	30人にひとり（2.9％）
70歳以上	25人にひとり（4.1％）
80歳以上	5人にひとり（21.8％）
90歳以上	5人に3人（61.0％）
100歳以上	5人に4.5人（90％）

厚生労働省研究班推計

アルツハイマー病の原因物質として「アミロイドβ蛋白（以下Aβ）」が知られています。Aβが脳に蓄積すると、「老人斑」をつくり、神経毒性が強いAβがたくさん蓄積すると神経細胞が死に始めて、記憶障害などの症状を呈し、アルツハイマー病を発症します。

私たちの脳には、毎日、老廃物を洗い流してくれる「お掃除」システムがあります。夜間の睡眠中に、脳内のグリア細胞が60％

も収縮してスキマができ、そこに脳脊髄液が勢いよく流れ込み、脳の老廃物を洗い流します。日中と比べて睡眠中に10倍の老廃物が排出されるのです。

ジェット水流による洗濯が脳の中で毎日行われているイメージです。これは「グリア」と「リンパ」を合わせた造語で「グリンパティック・システム」と呼ばれています。

つまり、きちんと睡眠をとっていれば、Aβ蛋白は、毎日きれいにお掃除されます。そして、このお掃除システムは、「深い睡眠」ほど活発に働くのです。

7時間以上の睡眠時間をキープし、深い睡眠をしっかりととっていれば、Aβはたまらない。つまり、アルツハイマー病を予防できる。逆に、睡眠時間を削るほど、Aβはたまりやすい。睡眠不足は、アルツハイマー病を加速させるのです。

実際、睡眠障害を認めない人と、睡眠障害を認める人を比べると、アルツハイマー病の発病リスクは4〜5倍にも増えます。

また、アメリカの国立衛生研究所の研究によると、40歳の健康な男女を30時間眠らせずに、その脳をPET（精度の高い画像診断機器）で調べたところ、海馬、海馬傍回、視床の3つの領域でAβの蓄積が認められました。この研究は、「たった1日の徹夜」で、そして40歳という若い人でも、睡眠時間を削るとAβが蓄積する可能性を示唆した点で、おそろしい研究結果といえます。

私は、絶対に認知症にはなりたくないので、とにかく毎日7時間以上、深い睡眠をとるようにしています。

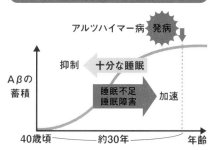

睡眠不足がアルツハイマー病を加速する

アルツハイマー病 発病

抑制 ← 十分な睡眠

Aβの蓄積

睡眠不足
睡眠障害 → 加速

40歳頃 ── 約30年 ── 年齢

認知症になりますか？
睡眠とりますか？

必要な睡眠時間は？

◎何時間睡眠がいちばんいいのか

何時間睡眠がベストなのか、結論をズバリいいましょう。
「質のいい睡眠を7時間以上」とること。最低でも6時間は寝てください。

「何時間眠ればいいですか？」という質問は、睡眠について最初に聞かれる質問であり、最も重要な質問でもあります。

さまざまな研究とデータがあり、何をもって「必要十分」とするのかの定義もない。「睡眠の深さ」も関係してくるので、量（時間）だけ議論してもしょうがないし、個人差も大きい。研究者によっても意見が異なる非常に難しい問題です。

それらのデータから判断したところ、必要な睡眠時間は「7時間以上」。「6時間以下」は睡眠不足であり、病気になるリスクを大幅に高め、集中力低下など、仕事のパフォーマンスを大きく下げます。

どんなに少なくても「6時間」はほしいし、「健康」で「パフォーマンス高く」仕事をしたい人は「7時間以上」寝てください。

世界中でさまざまな睡眠研究がされていますが、そのほとんどが「睡眠時間6時間以下」とそれ以上を比較しています。つまり、「睡眠時間6時間以下」を「睡眠不足」と定義しているということです。

睡眠時間6時間を切ると、病気になるリスクが増加する。では、何時間睡眠を目指せばいいのか？

カリフォルニア大学の睡眠時間と死亡率を調べた研究によると睡眠時間平均7時間（6時間半〜7時間半）の人が、最も死亡率が低くなっています。それより睡眠時間が短くても、長くても死亡率が高まります。このように、睡眠時間と死亡率の関係は、V字型となります。

　日本の研究でも、ほぼ同じ結果が出ています。つまり睡眠時間が7時間前後の人が、最も死亡率が低いのです。

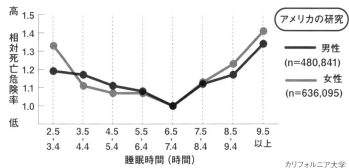

睡眠時間と死亡率

高 相対死亡危険率 低

アメリカの研究

男性 (n=480,841)

女性 (n=636,095)

睡眠時間（時間）

カリフォルニア大学
Kripke DF.et al: Arch Gen Psychiatry 59: 131-36. 2002 をもとに作成

◎長時間睡眠は健康に悪い!?

　睡眠は健康にいいといっても、あまりにも長時間寝過ぎるのも、健康にマイナスです。特に高齢者の場合は、睡眠時間が増えた分、日中の活動時間（運動時間）が減るので、運動不足に陥りやすいのです。

　先の「睡眠時間と死亡率」のグラフをご覧ください。なんと、平均8時間睡眠の人の死亡率

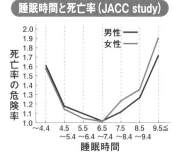

睡眠時間と死亡率（JACC study）

男性 女性

死亡率の危険率

睡眠時間

名古屋大学などの共同研究　10年間の追跡研究
Ikehara S et al;Sleep 32:295-301.2009をもとに作成

睡眠時間7時間前後が、最も死亡率が低い！

は、平均6時間睡眠の人の死亡率よりも高いのです。このデータだけを見ると、「8時間睡眠は健康に悪い」と判断するかもしれませんが、そこは慎重に判断すべきです。

　この問題は、睡眠研究者の間でも必ず議論される問題ですが、これらの研究には高齢者も含まれていますから、病気を抱えた人も含まれている。病気を抱えていて具合が悪い人は、当然、睡眠時間が長くなる。そうした人たちが死亡率を押し上げている可能

性は否定できません。

　スタンフォード大学の健康な若者8名に、眠りたいだけ眠らせた実験では、最初は13時間も眠っていたものの、徐々に睡眠時間は減って、3週間後には8.2時間で一定に達しました。この研究からは、人に必要な睡眠時間は8.2時間（8時間12分）前後と推測されます。

　バスケットボール選手に9時間以上の睡眠を強制的にとらせた実験では、7時間睡眠と比べて、シュート成功率など運動能力が飛躍的に向上しました。8〜9時間の睡眠によって、集中力や身体能力が向上するのです。

　また、慶應義塾大学医学部百寿総合研究センターが行っている、百寿者（100歳以上の高齢者）を対象に行った研究では、百寿者の平均睡眠時間は男性で8.9時間、女性で9.1時間と、非常に長時間睡眠でした。

　ウェアラブルデバイスで睡眠、運動、食事などのライフログデータをトラッキングする「JAWBONE」社の「UP」アプリの数十万人のデータを解析したところ、最も「気分のいい」睡眠時間は、8〜9時間半ということがわかりました。

　「健康づくりのための睡眠指針2014」（厚生労働省）によれば、推奨される睡眠時間は、「個人差はあるものの、必要な睡眠時間

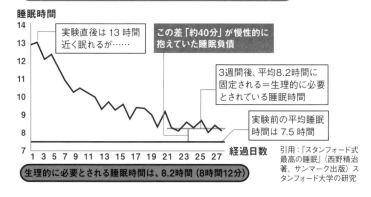

毎日14時間ベッドに入ると、睡眠量はどうなる？

睡眠時間

- 実験直後は13時間近く眠れるが……
- この差「約40分」が慢性的に抱えていた睡眠負債
- 3週間後、平均8.2時間に固定される＝生理的に必要とされている睡眠時間
- 実験前の平均睡眠時間は7.5時間

経過日数

生理的に必要とされる睡眠時間は、8.2時間（8時間12分）

引用：『スタンフォード式最高の睡眠』（西野精治著、サンマーク出版）スタンフォード大学の研究

は6時間以上8時間未満のあたりにあると考えるのが妥当でしょう」と書かれています。

アメリカ疾病予防管理センター (CDC) が推奨する、1日の睡眠時間は7〜9時間。National Sleep Foundation（国立睡眠財団）の推奨睡眠時間も、7〜9時間となっています。

これらのデータをふまえると、「8時間睡眠は健康に悪い」とはいえません。私の考えでは、「7時間から8時間の睡眠時間が健康的である」と判断していますし、私自身は8時間を目標として睡眠時間を調整しています。

あくまでも、睡眠時間は「質」と「量」の両方で考えるべき。6時間睡眠で非常にすっきりと気分よく目覚めた日はそれで起きていいし、疲れがひどい日は9時間以上寝てもいいと思います。

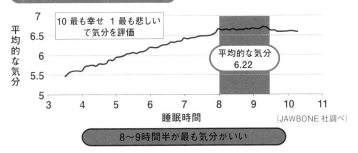

最も気分のいい睡眠時間は？

10 最も幸せ 1 最も悲しい
で気分を評価

平均的な気分
6.22

平均的な気分

睡眠時間

（JAWBONE 社調べ）

8〜9時間半が最も気分がいい

何時間眠ればいい？

6時間以下	睡眠不足	甚大な病気リスク パフォーマンスの著しい低下	😖
7〜8時間	必要睡眠時間	健康的な睡眠時間	🙂
8時間	目標睡眠時間	脳のパフォーマンスを最大化	🙋

パフォーマンスを最大化したいなら
7時間睡眠は必須。

重要なのは睡眠の質と量、どっち？

睡眠の質と量、重要なのはどちらでしょう。

欲張りな私の答えは、シンプルです。「質と量の両方」です。

深くぐっすり、たっぷり寝る。それによって、「健康メリット」と「パフォーマンス向上メリット」の両方を、十二分に享受することができます。

では、睡眠の質と量の改善、最初にどちらから取り組むべきでしょうか。

この質問の答えは、「質」。まずは「質」の改善から取り組むべきです。

質と量の改善で「最高の睡眠」を目指せ

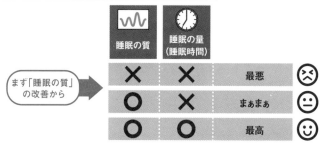

働き盛りの日本人ビジネスマンの、約半数近くが6時間睡眠をとれていません。仕事が終わるのが遅く、「遊び」に「勉強」に「家事」に忙しい。そうした忙しい人に対するアドバイスとして、「まず、睡眠の質の改善から取り組もう」と伝えています。睡眠時間を延ばすのはあとからでもできます。

「睡眠の質」を改善して、日中の集中力、記憶力、仕事のパフォーマンスの改善を自覚できるようになれば、「睡眠のすごさ」に気付きます。

「睡眠時間5時間でものすごく質のいい睡眠」の場合、「健康の害」

や「パフォーマンスの低下」を帳消しにできるのかというと、それはできません。あくまでも、マイナスの影響を少しでも減らせる、少しでも減らそう、という意味での「睡眠の質の改善」です。

一方で、睡眠時間を7時間以上確保できている人においても、睡眠の「質」を高めることは必須の課題となります。

同じ睡眠時間でも、睡眠の質が高まるほどに日中のパフォーマンスは飛躍的にアップします。「睡眠時間が6時間とれていない人」「睡眠時間を7時間以上とれている人」「ぐっすり眠れていない人」「ぐっすり眠れている（と思っている）人」、つまり、すべての人が目指すべきなのが、「睡眠の質」の改善です。

私は毎日7時間半から8時間眠っていますが、「さらに睡眠の質を改善できないのか？」といろいろ工夫しながら生活しています。「睡眠の質を改善」＝「仕事のパフォーマンスの向上」そのものです。その探求にゴールはありません。

睡眠における最終目標は、「質のいい睡眠を、7時間以上とる」。とりあえず、「質のいい睡眠」を目指すことから始めましょう。

「最高の睡眠」とは？

睡眠の質		睡眠の量	仕事のパフォーマンス	健康
目覚めが悪い 日中の眠気 疲れが残る	悪	6時間以下 （睡眠不足）		
すっきり目覚め 疲労の完全回復 日中のパフォーマンス が高い	良	7〜8時間		

質のいい睡眠 ✕ 十分な睡眠時間 ＝ 最高の睡眠

最高のパフォーマンス （仕事、身体、健康）

眠りの質を上げることは、
仕事のパフォーマンス向上そのもの。

睡眠の質を判定する方法

睡眠の質を改善することは、すべての人にとって必須です。

では、今の自分の「睡眠の質」は、いいのか？　悪いのか？

それをどうやって見極めればいいのでしょう？

「睡眠の質をチェックする4つの質問」に答えてみてください。

①朝目覚めたときの気分

「睡眠の質」と「睡眠の量」の両方にかかわることですが、あなたの睡眠がいい睡眠なのか？　悪い睡眠なのか？　睡眠の評価は、「朝目覚めたときの気分」によってわかります。

朝の目覚めが「最高」なら、それは「いい睡眠」。朝の目覚めが「最悪」なら、それは「悪い睡眠」です。

朝、すっきりと目が覚める。清々しい気分で、「今日も1日がんばろう」と意欲が湧いてくるなら「いい睡眠」。

逆に朝起きるのがつらい。もっと寝ていたい。起きたときの気分がどんよりとしている。「眠い」「起きたくない」「つらい」という人は、「悪い睡眠」です。

②「寝付き」の良し悪し

「睡眠の質」を判断するには、寝付くまでの時間が重要です。

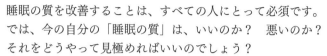

睡眠の質をチェックする4つの質問

1	朝の目覚めは	気持ちいい	普通	悪い
2	布団に入ってから眠るまでの時間は	10分以下	10～30分	30分以上
3	夜中に目が覚める回数は	0回	1～2回	3回以上
4	日中の眠気	まったくない	ない	ある
評価		よい	普通	悪い

　布団に入ってから寝付くまでの時間を「入眠潜時（せんじ）」といいます。「入眠潜時」は、10分以下は健康、10分以上かかる人は「寝付きが悪い人」。30分以上かかる人は、「入眠障害」に相当します。

③「中途覚醒」のあるなし

　眠ってから、起床までの間に目が覚めることを「中途覚醒」といいます。「中途覚醒」が「0」なのが質のいい睡眠です。「中途覚醒」が増えるほど質の悪い睡眠といえます。

④日中の眠気

「日中の眠気」は、睡眠の量と質が十分なのかを判定する、重要な指標となります。「日中の眠気」がある人は、「睡眠不足」といえます。睡眠の時間、または質、あるいはその両方が足りていないという証拠です。

　4項目のうち何項目か引っかかった人は、睡眠の質に問題がある、改善の余地が多いということです。以下、説明していく睡眠改善法に徹底的に取り組んでください。

「朝の目覚め」で睡眠の質がわかる

いい睡眠	悪い睡眠
すっきりと目が覚める 寝起きがいい 気分がさわやか 最高！ いい気分！ 体調がいい 完全回復 疲れが回復している 身体が軽い 今日も1日がんばるぞ！	目覚めが悪い 寝起きが悪い 気分がどんより もっと寝ていたい 最悪 つらい 体調が悪い 疲れが残っている 身体が重い 仕事に行きたくない

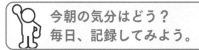

今朝の気分はどう？
毎日、記録してみよう。

睡眠を客観的に評価する方法

「睡眠の質」を主観ではなく、客観的に評価する方法として、スマホの「睡眠アプリ」がおすすめです。代表的なものに、「スリープマイスター」や「熟睡アラーム」などがあります。

◎睡眠アプリで睡眠の質がわかる原理は？

　睡眠アプリには「体動」を検出するタイプと「音」を検出するタイプの2通りがあります。

　ノンレム睡眠（深い睡眠）には、睡眠ステージが1から4まであって、4がいちばん深い。ステージ3と4では、筋弛緩といって、筋肉がだらーんとした状態になり、寝返りがほとんど見られなくなります。つまり、「睡眠が浅いほど体動（寝返り）は多く、睡眠が深いほど体動が少ない」という睡眠の原理を応用しています。

◎睡眠アプリは、どの程度正しい？

　医療機器ではないので、厳密なものではありませんが、「深い睡眠が多いのか」「中途覚醒があるのか」などは、だいたい正確に測定できます。

　重要なのは絶対値ではなく、相対値。昨日や過去のデータとの比較で、かなり参考になるデータが得られます。

　正確さを追求したい方は、スマホの睡眠アプリよりも、スマートウォッチやウェアラブル活動量計を使いましょう。時計のように手にはめるので、身体の動きを正確に感知します。また、脈拍の変化などもデータとして活用するため、睡眠の評価の精度が高まります。

◎生活習慣改善の効果を見える化できる

　睡眠アプリを使う場合は、「飲酒」「運動」「コーヒー」など、「生活習慣」についての記入は必ず行ってください。アプリ内の機能

として、記入できるものがほとんどです。何週間かアプリで記録
をとると、いろいろな情報が得られます。

「飲酒した夜の睡眠は悪い」「運動した日の睡眠はものすごく深
い」などが歴然とわかります。これが、睡眠アプリの最大のメリッ
トです。

◎睡眠改善が楽しくなる

　昨晩の睡眠がビジュアルで、あるいは「入眠潜時」「睡眠効率」
など、数字によって「見える化」されるので、「睡眠改善」のモチベー
ションが上がります。

　また、睡眠が「点数」で表示されるアプリもあり、「睡眠改善」
にゲームのように楽しみながら取り組めます。

◎睡眠アプリの使い方の注意

　睡眠アプリは、枕元や枕の下に入れて使うものも多いです。な
ので、寝る前にスマホを「機内モード」にしてください。電磁波
が健康にどれほどの悪影響を及ぼしているのかは、現時点では科
学的な証拠は不十分ですが、スマホを枕元に置くと不眠の原因に
なる、スマホは寝室に置くべきではない、と主張する研究者もい
ます。

睡眠グラフの例

いい睡眠	悪い睡眠（飲酒後）
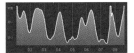	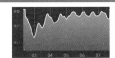
深い谷が4〜5個ある	深い谷が少ない（ほとんどない）
睡眠潜時が短い	後半の睡眠が浅い
中途覚醒がない	中途覚醒が多い

 眠りを客観的に「見える化」。
睡眠アプリをダウンロードしてみよう。

睡眠改善の最強プラン

　ここから、睡眠改善の具体的方法を詳しく説明していきます。

　そこでまず、睡眠改善の全体像をつかんでいただくために、「睡眠改善の最強プラン」をまとめました。

　あなたがやるべきことは、「生活習慣の改善」と「昼はバリバリ活動し、夜はリラックスする」、この2つだけです。

①生活習慣の改善

　睡眠不足の人も、睡眠障害の人も、睡眠改善において最も重要なことは、「生活習慣の改善」です。具体的には、「睡眠に悪い生活習慣」をやめて、「睡眠にいい生活習慣」を増やす。それだけです。

「睡眠に悪い生活習慣」とは、寝る前2時間以内のブルーライト(スマホ、ゲーム、パソコン、テレビ)、強い光、飲酒、食事、興奮系娯楽(ゲーム、テレビ、映画)、喫煙を避ける。寝る前2時間は、リラックスしてのんびり、ゆったりと過ごすということです。

「睡眠にいい生活習慣」とは、つまり入浴、コミュニケーション、読書などを取り入れることです。

　生活習慣の改善をきちんとやれば、ぐっすり眠れるようになり、日中の仕事のパフォーマンスも飛躍的に向上します。不眠症の人は、不眠症も治るし、睡眠薬もやめられます。

②昼はバリバリ活動し、夜はリラックスする

「生活習慣の改善をしても、睡眠がよくなりません」という人がいます。そういう人は、午前中や日中の過ごし方に問題があります。午前中、昼頃まで寝ていて太陽の光を浴びない。ほとんど外出しない。運動不足である。高齢者やメンタル疾患の人に多いパターンです。

　昼はバリバリと活動し、夜はリラックス。活動、運動、昼の神

経である「交感神経」を高めて、夜にかけて「のんびり」「ゆったり」を意識して、リラックス、休息、癒やし、夜の神経である「副交感神経」に切り替えていく。そうすると深い睡眠に入り、1日の疲れをすべて回復できます。翌日も、フルパワーで活動することができるのです。

「朝散歩」をすることで、セロトニンを活性化し、体内時計をリセットし、交感神経をオンにし、最高の1日をスタートできます。

　睡眠改善というと、つい「夜」の習慣ばかりに注意が向いてしまいますが、「朝」（朝散歩）と「日中」（運動）の活動があって、三位一体で睡眠改善は完成されるのです。

「運動」については CHAPTER2、「朝散歩」については CHAPTER3 で詳しく解説します。

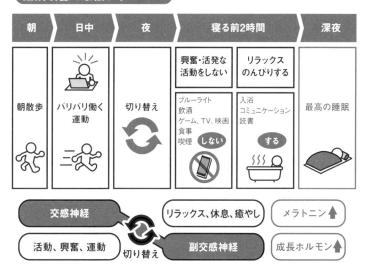

睡眠改善の最強プラン

朝	日中	夜	寝る前2時間		深夜
朝散歩	バリバリ働く運動	切り替え	興奮・活発な活動をしない	リラックスのんびりする	最高の睡眠
			ブルーライト 飲酒 ゲーム、TV、映画 食事 喫煙 **しない**	入浴 コミュニケーション 読書 **する**	

交感神経 → リラックス、休息、癒やし　メラトニン⬆

活動、興奮、運動　副交感神経　切り替え　成長ホルモン⬆

睡眠改善は、朝から始まる。
たくさん動いて、夜はのんびり過ごそう。

睡眠に悪い習慣ワースト5

　睡眠の質を高め最高のパフォーマンスを発揮する方法。「眠れない」という睡眠障害を改善する方法。両方ともまずすべきことは、「睡眠に悪い生活習慣」を徹底的に排除すること。その1点です。

　あなたが眠れない原因、それはズバリ、寝る前「2時間」に、睡眠に悪い生活習慣を行っているからです。眠るためには、脳を「リラックス」させることが必須です。脳が「興奮」した状態で布団に入ると、寝られるはずがないのです。

　睡眠に悪い生活習慣。睡眠改善のために、あなたが「今すぐやめるべき生活習慣」をワースト5形式でお伝えします。

【ワースト2　飲酒】

「寝酒は睡眠にいい」は、完全に誤りです。

　久留米大学の調査によると、不眠症の人の80%がアルコールを睡眠のために用いていたことが明らかになりました。「寝酒は睡眠にいい」「寝られないときはお酒を飲めばいい」と思っている人が圧倒的に多いのです。

　飲酒は、寝付くまでの時間を若干短縮しますが、睡眠の後半部分とレム睡眠を抑制しますので、中途覚醒が起こりやすく、早朝に目が覚めて、トータルの睡眠時間は短くなります。

　飲み会の次の日の朝、早く目が覚めたという体験をしたことがあると思います。「睡眠時間の短縮」と「早朝覚醒」が、アルコールの薬理効果です。また夜間、トイレにも行きたくなるので「中途覚醒」も増えます。

　飲酒は、睡眠に極めて悪影響を及ぼします。ほぼ毎日飲酒していると、たいてい不眠症になります。また、不眠症治療中の人が、寝る前にお酒を飲むというのは、百害あって一利なし。不眠症を余計に悪化させ、睡眠薬常習者へ一直線です。

　飲酒は、頑固な睡眠障害の最大の「隠れ」原因です。「隠れ」原因というのは、患者さんは、毎日飲酒していることを主治医にいわないからです。

　現在、睡眠障害がある人、睡眠薬を飲んでいる人は、禁酒してください。

　禁酒しただけで、ぐっすり眠れるようになった、睡眠薬がやめられた患者

さんがたくさんいます。

「ぐっすり眠れない」「睡眠不足」の人は、寝る前2時間の飲酒をやめてください。飲酒は睡眠の質を著しく悪化させます。その悪影響を最小限にするためには、最後にお酒を飲んで2時間あけてから寝てください（可能であれば、3～4時間あけるべきです）。

　その場合、水分補給をきちんと行ってください。水はアルコールの分解を促進します。アルコールがある程度分解されてから寝付くことで、睡眠に対する悪影響を多少は減らせます。

飲酒のトリプルパンチ

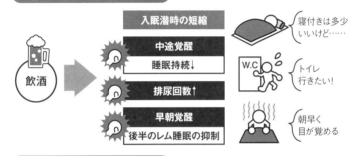

睡眠状況別　飲酒の対処法

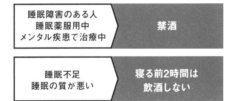

【ワースト3　興奮系娯楽】

　興奮系娯楽とは、ゲーム、映画、ドラマ、おもしろい漫画、小説など。

　ゲームをしていて深夜2時、3時になっても眠気がこない。それは興奮物質アドレナリンがじゃんじゃん分泌されているからです。

　アドレナリンが分泌されると、交感神経優位となり、心拍数や血圧も上がり「興奮」状態となります。睡眠のためには、副交感神経優位の「リラックス」状態が必須なので、睡眠とは真逆の「バリバリの覚醒状態」となります。

　またゲーム、テレビ、パソコンでの映画、ドラマ視聴などは、そのままブルーライトを浴びる行為となりますので、睡眠物質のメラトニンが抑制されます。

ゲーム、テレビなどの視覚系・興奮系娯楽は、アドレナリン×メラトニン抑制のダブルパンチで睡眠に悪いというわけです。

　ゲーム、映画、ドラマ、漫画などは、どれも楽しい。だから止められない。知らず知らずのうちに、睡眠障害の原因となります。若い人たちの睡眠不足、睡眠障害の原因としては、第1位かもしれません。

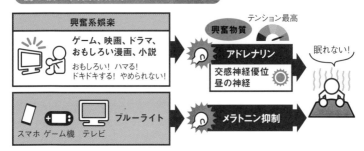

寝る前の興奮系娯楽のダブルパンチ

興奮系娯楽

ゲーム、映画、ドラマ、おもしろい漫画、小説

おもしろい！ ハマる！
ドキドキする！ やめられない！

スマホ　ゲーム機　テレビ　ブルーライト

興奮物質　テンション最高

アドレナリン

交感神経優位
昼の神経

メラトニン抑制

眠れない！

【ワースト4　食事】

　寝る前2時間以内の「食事」は、睡眠の質を低下させます。なぜならば、成長ホルモンが出なくなるからです。

　不眠症の決定的な原因ではないとしても、「ぐっすり眠れない」「疲れがとれない」など、睡眠の質を下げる原因となります。

　成長ホルモンは「血糖を上げる」効果があるため、血糖が高い状態では、分泌が低下します。いい睡眠、質の高い睡眠とは、成長ホルモンがたっぷり出る睡眠です。成長ホルモンが出ないと、疲労回復が著しく悪くなり、寝ている意味がないのです。

　寝る前にとったエネルギーは消費されないので、そのまま蓄積され、肥満

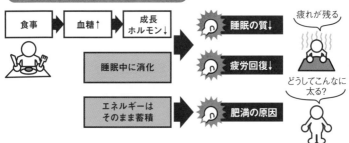

寝る前の食事のトリプルパンチ

食事　→　血糖↑　→　成長ホルモン↓

睡眠中に消化

エネルギーはそのまま蓄積

睡眠の質↓

疲労回復↓

肥満の原因

疲れが残る

どうしてこんなに太る？

の原因にもなります。寝る前の食事は百害あって一利なしです。

　ですから、最後の食事から寝るまでの時間は、最低２時間はあけるべき。夜間の間食はしないこと。できれば、眠りにつく３〜４時間前から食事をとらないのがベストでしょう。

　食事の門限は、寝る２時間前とすべきです。

【ワースト５　喫煙】

　睡眠に最も悪い習慣をひとつ挙げるなら、迷わず「喫煙」です。

　本来であれば、喫煙は「睡眠に悪い習慣」の断然ワースト１なのですが、タバコを吸わない人にとっては関心がない話なので、あえて別枠的にワースト５としました。

　喫煙者は、非喫煙者に比べて不眠症の率が４〜５倍に跳ね上がります。喫煙者の入眠時間は、非喫煙者と比べて、平均で１５分遅くなります。タバコが原因で睡眠障害が起きている人は、タバコを止めない限り治ることはないでしょう。その結果、何年間も睡眠薬を常用しているのかもしれません。「睡眠を改善したい」と本気で思うなら、まず「禁煙」してください。

　タバコに含まれるニコチンは、アドレナリンを分泌させます。アドレナリンは興奮物質ですから、脳をギラギラした状態にします。交感神経が優位となり、強烈な覚醒作用が発揮されます。特に「寝る前の一服」は最悪です。「寝る前の一服」は、寝る前にコーヒーを飲むのと同じことです。

　睡眠の質が悪い人。睡眠障害の人、メンタル疾患の人。睡眠の質向上でベストパフォーマンスを目指したいなら、「禁煙」するしかありません。

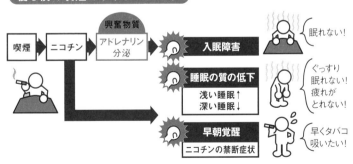

寝る前の喫煙のトリプルパンチ

お酒とテレビの門限は、寝る２時間前まで。

睡眠に悪い習慣ワースト1

ブルーライト&強い光

　睡眠に悪い習慣ワースト1は、「ブルーライト&強い光」です。スマホを多用する現代人にとって、睡眠の質を低下させる最大の原因かもしれません。

「ブルーライト」とは、スマホ、タブレット、パソコン、ゲーム機、蛍光灯などから発される青色の光で、波長が380〜500nm（ナノメートル）の光のことです。

　なぜ、ブルーライトが睡眠によくないのかというと、ブルーライトは青空の波長、昼の波長だからです。一方で、電球の赤っぽい光は、「夕焼け」の波長です。

　夕焼けの赤っぽい光を浴びると、「これから夜になります」と脳と身体が認識し、睡眠物質メラトニンが分泌され、全身の活動に徐々にブレーキがかかり、睡眠の準備へと向かうのです。

　日没以後にブルーライトを浴びると、脳は「今は昼だ！」と誤認し、「覚醒」（目が覚めた）状態となります。そして、睡眠物質メラトニンの分泌を抑制します。

　しかし、スマホ、パソコン、ゲーム、テレビが普及し、生活必需品となった現代において、夜の時間帯にスマホやパソコンを一切使わない、というのは無理な話でしょう。

　スタンフォード大学の西野精治教授は「寝る前にスマートフォンの小さな画面を見たからといってそうそう眠れなくなるわけではありません」「照度の問題よりも時間の長さに問題があると見ています」といいます。

　ということで、寝る前に"何時間も"スマホ、ゲーム、パソ

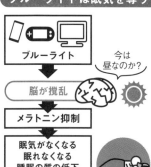

ブルーライトは眠気を奪う

ブルーライト

今は昼なのか？

脳が撹乱

メラトニン抑制

眠気がなくなる
眠れなくなる
睡眠の質の低下

コン、テレビを見ることが問題なのです。誰でも多少はスマホや
テレビを見るとは思いますが、「長時間」使うほどにメラトニン
は抑制されます。

◎強い光を避ける

「ブルーライト」に限らず、そもそも夜間の「強い光」「明るい光」、
500ルクスを超える光はメラトニンを抑制します。

夜12時まで会社の明るい蛍光
灯のもとで残業をして、1時に
帰宅してすぐ眠れるかというと
眠れません。また、帰りに照度
が高いコンビニに長居するのも
よくありません。

◎メラトニンのすごい効果

睡眠物質メラトニンは、「眠気」
をもたらし、睡眠を深めて、疲
労回復を助ける他、免疫増強作
用（病気の予防）、抗酸化作用（ア
ンチエイジング）、新陳代謝アッ
プ（美肌効果）、抗腫瘍作用（NK
細胞活性化）など、「不老長寿
の妙薬」ともいえる究極の健康
ホルモンです。

メラトニンを出すためには、
メラトニンの原料となるセロト
ニンが午前中、日中に十分に分
泌されるということが重要で
す。

メラトニンの効果

眠気　　深い睡眠

免疫増強作用
病気の予防

抗酸化作用
アンチ
エイジング

新陳代謝アップ
美肌効果

抗腫瘍作用
（NK細胞
活性化）

メラトニンを分泌させる方法

日中にセロトニンを
活性化（朝散歩）

日没以後、ブルーライトを
浴びない

寝室を暗くして眠る

スマホもゲームも、
依存気味なら寝室に持ち込まない。

寝る前のスマホはほどほどに

　スマホが睡眠に悪影響を及ぼす。それは、「ブルーライトの影響」もありますが、スマホを使うことによる精神的な興奮、あるいは「今すぐ、メッセージチェックしたい」といった依存症的な心理の影響も大きいといえます。

　そうした理由により、寝る前、そして睡眠環境から、できるだけスマホは遠ざけたほうが、睡眠にはいいといえます。

◎寝る前のスマホ利用を減らす方法
①スマホ利用は、寝る前30分で5分にする
　睡眠改善のためには、「寝る前2時間は、スマホは見ない」というのがベストです。しかし、スマホのヘビーユーザーの方が突然「0」にするのは難しいので、「寝る前30分で5分にする」というのが私の提案です。

　寝る前に、LINEのメッセージをチェックし、必要なものにだけ返信してスマホのスイッチを切る。これだと、5分ほどで終了できるでしょう。

②スマホのスイッチはオフにする
　スマホのスイッチはオフにすることも重要。スマホのスイッチがオンになっていると、またスマホを見たいという衝動にとらわれます。また、メッセージなどの「通知をオン」にしたままでは、熟眠できるはずがありません。

③スマホは、寝室に置かない
「良質な睡眠」を目指す人は、スマホは寝室に置かないことです。寝室にあるだけで、「スマホを見たい」という衝動が湧きあがります。また、科学的には十分に証明されていませんが、電磁波が、睡眠を阻害する可能性を示唆する研究者もいます。

④暗い寝室でスマホを見ない

　最もよくないのは、寝る前に薄暗い寝室で明るいスマホの画面を見ることです。一瞬でブルーライトは脳を「覚醒」させてしまいます。

寝る前の脱スマホ　4箇条

   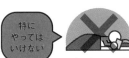

寝る前30分は　　スイッチを切る　　寝室に置かない　　　　　　　　　　暗い中のスマホ
5分の使用に
とどめる

　どうしても寝る前にスマホ、パソコンを見る場合は、以下のツールを使って、少しでもブルーライトの量を減らす努力をしましょう。

①ブルーライトをカットするアプリで「夜間モード」
②ブルーライトカットフィルムを、スマホやパソコンの画面に貼る
③ブルーライトカットの眼鏡、サングラス

　ブルーライトの影響は、「受けやすい人」と「受けにくい人」がいるようです。「ブルーライトの影響を受けやすい人」の場合は、寝る前2時間のスマホ利用を減らしただけで、「不眠症が治った！」「ぐっすり眠れるようになった！」など、睡眠の質が上がったという声がありました。

　睡眠改善を目指す人にとって、ブルーライト対策は避けては通れません。

 今手元にあるスマホを、
ブルーライトカットの設定にしてみよう。

最高の睡眠環境を カスタマイズする

　寝る前の2時間をどんな環境で過ごすのか。また、寝室の室温なども、睡眠に影響します。最高の睡眠環境とは、どのようなものなのでしょうか。

①電球色のやや暗い部屋

　寝る直前まで明るい蛍光灯の下にいると、睡眠の質を下げます。蛍光灯はブルーライトです。電球、もしくはLEDの電球色は、夕日の波長に近いものです。

　寝る前2時間は、蛍光灯を避けて、電球色の下で過ごすべきです。できればリビングも電球色に変えたほうがベターです。直管型蛍光灯と同じ型の直管型LED電球（電球色）も売られています。

　また電球色であっても、500ルクスを超える明るい部屋で過ごすと、メラトニンが抑制されてしまいます。間接照明を使うなど、「やや暗い」部屋のほうが、睡眠に入りやすいといえます。

　蛍光灯が睡眠に悪いのは、ブルーライト（波長）の問題だけではなく、照度が高いことも関係します。寝る直前の時間帯を過ごす部屋は、電球色のやや暗い部屋が理想です。

②寝室は「真っ暗」にする

　メラトニンは光を嫌います。豆電球をつけて寝る、カーテンが薄く外の光が入るなど、わずかでも光があると睡眠物質メラトニンは抑制されます。寝室が真っ暗にならない場合は、「遮光カーテン」に変えたほうがいいでしょう。

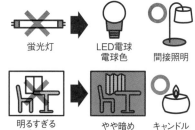

睡眠にいい寝る前の環境

| 蛍光灯 ✕ | ➡ | LED電球 電球色 ◯ | 間接照明 ◯ |
| 明るすぎる 部屋 ✕ | ➡ | やや暗め | キャンドル ◯ |

メラトニンが抑制されるということは、眠気が出づらい、睡眠が深まらないなど、睡眠の質を下げる原因になります。

真っ暗だと恐怖感や不安がある。夜中、トイレに起きたときなど、足下が危ないという場合は、目に直接光が入らないフットライトであれば影響はないでしょう。

③室温は「やや涼しめ」

快適に眠るには、室温もかなり重要です。夏場は 25 〜 26 度、冬場は 18 〜 19 度といいます。18 〜 19 度というのは、かなり肌寒い温度ですが、深い睡眠に入るためには「深部体温が下がる」ことが必須なので、室温は低めのほうが睡眠の質がよくなります。「ポカポカして温かいほうが気持ちよく眠れる」というのは、間違いです。実際には、20 〜 23 度で眠っている人が多いので、その場合はもう少し室温を下げたほうが、睡眠の質は改善するかもしれません。

④寝具、パジャマ

自分に合った快適な寝具、快適なパジャマは、眠りを深めるでしょう。

ただし、優先順位としては、42 ページで紹介した「睡眠改善の最強プラン」を徹底的に行うこと。寝る前にスマホをずっと見ている人が、高級マットレスに寝たところで、ぐっすり眠れるようにはなりません。枕に関しては、タオルを巻くと高さを微調整できます。

生活習慣改善を徹底的にやった人が、さらに極上の睡眠を目指そうという意味においては、寝具やパジャマにこだわるのはいいでしょう。

 いい睡眠をとりたいなら、
「暗く」「涼しく」。

コーヒーを飲むなら 14 時まで

「コーヒーは眠りに悪い」というのは、多くの人は常識として知っているはず。では、コーヒーは、何時までに飲むのがいいのでしょうか。

最近の研究では、「コーヒーは 14 時まで」。それ以後のコーヒーの摂取は、睡眠に悪影響を与える可能性がある、といわれます。

カフェインの半減期は、約 4 〜 6 時間です。飲んで 5 時間経ってもコーヒー半分のカフェインが体内に残っているということで、カフェインの分解には意外と時間がかかるのです。

さらに、カフェインの代謝は個人差が大きいため、実際の半減期は 2 〜 10 時間と人によってかなりのばらつきがあります。また、高齢になると代謝能力は低下します。

「私はカフェインに強いから、夜にコーヒーを飲んでも大丈夫」という人がいますが、本当でしょうか。アメリカ・ウェイン州立大学の研究によると、寝る直前にカフェイン摂取したところ、測定器による計測では睡眠時間が 1 時間も短縮したにもかかわらず、その違いを睡眠日記に記載した人はひとりもいませんでした。

つまり、カフェインによって睡眠が短くなったとしても、それを自分で自覚することは難しいのです。カフェインは、「寝付きを悪くする」だけではなく、「睡眠の質」も低下させます。「自分はカフェインに強い」と思っている人も、夜間のカフェイン摂取は避けるべきです。

また、コーヒーや紅茶以外に、烏龍茶やコーラなどの飲料にもカフェインは含まれます。コーヒー 1 杯（150ml）のカフェイン量は「90mg」。一方、烏龍茶の 1 缶 (340ml) には、カフェインは「約 68mg」も含まれます。2 缶でコーヒー 1 杯のカフェイン量を超え

ます。また、コーラ1缶 (350ml) は「約34mg」と少ないものの、宴会の飲み放題で飲むと、何杯も飲む人がいるので要注意です。

　エナジードリンクは、細い缶 (185ml) であれば、コーヒーと同程度ですが、350ml缶や500ml缶だと、コーヒー数杯分のカフェインを含みます。

　疲れているときにエナジードリンクを飲む人は多いでしょうが、家に帰ってからも眠れなくなりますし、睡眠覚醒のリズムが破壊されます。また、血糖値を急上昇させるので、日常的に飲むと糖尿病のリスクも増えます。

　また、「デカフェ」のコーヒーにも微量のカフェインが含まれているものもあるので、夜間に飲むのは好ましくありません。

　カフェインの代謝は個人差が大きいです。現在、睡眠障害、不眠症などを抱えている人、睡眠薬を飲んでいる人、ぐっすり眠れない人は、「コーヒーの門限 14 時」を守ったほうがいいでしょう。

カフェインの注意事項

カフェインを飲むなら朝
（強い覚醒作用がある）

カフェインの
門限は14時

カフェインの代謝は
個人差が大きい

生まれつきカフェインに
弱い人がいる

「カフェインに強い」人
でも夜はNG

ソフトドリンクにも
カフェインは含まれる

お気に入りのハーブティーや
カフェインレスドリンクを見つけてみよう。

睡眠にいい生活習慣ベスト2

　良質な眠りを得る方法は、「睡眠に悪い生活習慣」を減らし、「睡眠にいい生活習慣」を増やすことです。

「睡眠にとてもいい生活習慣」をズバリ2つだけお伝えします。

【ベスト1　入浴】

　睡眠研究で世界的に有名なスタンフォード大学。その教授である西野精治先生は、「入浴」こそがぐっすり眠るための最も重要な方法である、と結論し「寝る前90分入浴」を推奨しています（『スタンフォード式　最高の睡眠』より）。

「寝る前90分入浴」とは、寝る90分前までに入浴が終了しているという意味。24時に寝たい場合は、22時半までにはお風呂から上がる、ということです。

　深い睡眠に入るためには、「深部体温が下がる」ことが必須です。そして、深部体温と皮膚温の温度差が縮まることによって、「眠気」が強まります。

　お風呂から上がると、気化熱で深部体温が徐々に低下し、90分経つと深部体温が下がった状態となり、一気に深い睡眠に入り、成長ホルモンもたっぷり分泌される。最高の睡眠が得られる、というわけです。

　入浴の温度は40度、湯船に入る時間は15分が目安です。42度くらいの、もっと熱いお風呂に入りたいという人は、寝る2時間以上前に風呂から上がるようにしてください。体温が下がるのに、余計に時間がかかるためです。

　寝る前2時間以内に熱いお風呂に入ると、交感神経が優位になり不眠の原

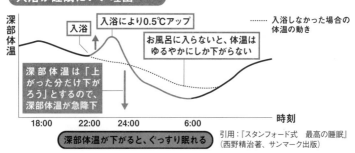

入浴が睡眠にいい理由

引用：『スタンフォード式　最高の睡眠』
（西野精治著、サンマーク出版）

因になります。どうしても時間がなく、「寝る前90分入浴」が難しい場合は、ぬるめの入浴かシャワーですませることです。

【ベスト2　運動】

　オレゴン州立大学の研究によると、1週間に150分の運動を行うことにより、睡眠の質が65%改善、日中の眠気が65%減少、日中の疲労感や集中力が45%も改善しました。1日20分程度の運動（速歩きでも可）で睡眠の質が劇的に改善するのです。

　ぐっすり眠る、深い睡眠に入り、疲労を回復するためには、成長ホルモンの分泌が必須です。「45〜60分以上の中強度の運動を週2回以上」行うと、成長ホルモンがたっぷり分泌されます（成長ホルモンを分泌させる運動法については、100ページを参考にしてください）。

　では1日のうち、いつ運動するのが睡眠にいいのか？

　アパラチアン州立大学の研究によると、午前7時、13時、19時に運動する3つのグループにわけて睡眠パターンを調べました。結果は、午前7時に運動したグループの睡眠時間が最も長く、眠りも深く、身体回復と関係のある「深いノンレム睡眠」は、最大で75%も多くなりました。睡眠にいい、ベストの運動時間は、朝です。

　運動をすると体温が上がり、深部体温が下がるのに時間を要するので、睡眠前2時間以内に激しい運動をするべきではありません。

　運動の睡眠に対する効果は、実際にやってみればいちばんよくわかります。運動をすると睡眠がものすごく深く、朝の目覚めが実に気持ちいい。強度の強い運動であれば、たった1回の運動でも、睡眠改善を実感できるはずです。

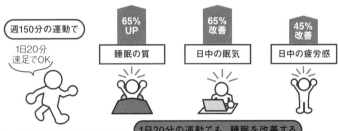

運動が睡眠にいい理由

週150分の運動で　1日20分速足でOK

65%UP　睡眠の質
65%改善　日中の眠気
45%改善　日中の疲労感

1日20分の運動でも、睡眠を改善する

オレゴン州立大学の研究をもとに作成

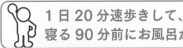

1日20分速歩きして、
寝る90分前にお風呂から上がろう。

寝る前はリラックスして過ごす

「寝る前2時間はリラックス」といわれても、普段スマホやテレビなどの視覚系や興奮系の娯楽が習慣になっていると、「何をしていいかわからない」という人も多いようです。「寝る前2時間」をリラックスして過ごす具体的な方法を紹介します。

① 入浴

睡眠にいい生活習慣のベスト1でもある「入浴」は、最高のリラックス法です。90分前までには湯船を出る、「90分前入浴」を意識しましょう。

② コミュニケーション、会話

夫婦の会話、親子の会話。お子さんやペットと遊ぶのもいいことです。会話やスキンシップによって、オキシトシンが分泌されます。オキシトシンには、非常に強いリラックス効果があります。心拍数を下げて、副交感神経を優位にする。自然に、寝る前のモードに入ります。

③ 読書

読書はリラックス効果が高く、睡眠にプラスに働くことが科学的にも認められています。やや骨太で難しめの本が、眠気を誘います。続きが気になる小説、漫画は、途中でやめられなくなるのでご注意ください。

④ 音楽、BGM

クラシックなどのゆったりとした音楽、「波の音」などの環境音には、リラックス効果があります。激しい曲や大音量は逆効果です。

⑤ キャンドル

最近、「暖炉」「たき火」がブームになっています。暗いところで見る「赤系の光」は、メラトニンの分泌を促進し、睡眠の準備が整います。

⑥ マッサージ

入浴後にマッサージチェアでのんびりするのもいいでしょう。筋肉をほぐすことで血行もよくなり、疲労物質も流れやすく、筋肉の疲れもとれます。

⑦アロマ

アロマでリラックス、というのもいいでしょう。特に、ラベンダーやカモミールの香りは、リラックス効果が高く、睡眠にもいいとされます。

⑧瞑想、マインドフルネス

瞑想、マインドフルネスをすることで、眠りに入りやすい、睡眠の質を改善するという論文も出ています。

⑨ストレッチ、柔軟体操

筋肉をほぐすことで、眠りに入りやすくなります。

⑩ 日記

寝る直前に「3行ポジティブ日記」（詳しくは248ページで解説）を書いて、ポジティブな気分のまま眠るのもおすすめです。

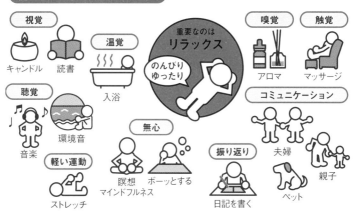

寝る前2時間の過ごし方

視覚　キャンドル　読書

温覚　入浴

嗅覚　触覚　アロマ　マッサージ

重要なのは リラックス　のんびりゆったり

聴覚　音楽　環境音

コミュニケーション　夫婦　親子　ペット

軽い運動　ストレッチ

無心　瞑想 マインドフルネス　ボーッとする

振り返り　日記を書く

自分だけの「寝る前ルーティン」をつくり上げよう。

睡眠時間を1時間増やすだけで
スーパーマンになれる

多忙な人にこそやっていただきたいのが、「1週間限定、睡眠時間1時間アップチャレンジ」です。

今日から、「ずっと」睡眠時間を1時間増やさなければいけない、というと「難しい」と感じるかもしれません。なので、ずっとやる必要はありません。「1週間限定」でいいので、いつもより1時間早く寝て、1時間だけ睡眠時間を増やしてください。

スマホ、テレビ、ゲームなどの余暇時間を少しだけ削る。帰宅後の家事も1週間だけサボッてみる。1週間だけなら、できるのではないでしょうか?

睡眠時間6時間以下の人は、集中力、注意力、判断力、記憶力など著しい脳機能の低下を伴っており、「徹夜明け」と同程度の認知機能、作業能力しかありません。「そんなわけはない」と思うかもしれませんが、「認知機能が下がっている人は、自分の認知機能の低下に気付かない」という研究があります。

慢性的な睡眠不足による仕事のパフォーマンス低下には、自分では気付けない。仕事が終わらないので残業が必要になる。残業が多いので睡眠時間を削らざるを得ないという悪循環なのです。

さらに疲労やストレスもたまり、何をやってもうまくいかない

睡眠不足の悪循環

睡眠不足

パフォーマンスの低下
集中力↓ 注意力↓
判断力↓ 記憶力↓

精神的不安定
イライラ、怒りっぽい

仕事がうまく
いかない

帰宅時間が遅い

もうこんな
時間、寝る
暇がない

残業するしかない

仕事が
終わらない

という泥沼の状態に陥っているのです。それは、単なる「睡眠不足のせい」です。

　たった1時間睡眠を増やすだけで脳の機能は著しく改善します。仕事のパフォーマンスは上がり、仕事の生産性は上がります。仕事のミスも減り、仕事は効率化し、仕事が早く切り上げられるようになり、そこで睡眠時間が確保できるようになります。

　睡眠不足では、「10キロ」の足かせをしているのと同じ。それを取り除けば、今までとは別次元のパフォーマンスが出せるのは当然のことです。「しっかり眠ると、こんなに調子がいいんだ」という気付きを得るだけで、あなたは「睡眠改善」へと、大きな一歩を踏み出します。

　私もビジネス書を何冊も書いていますが、「睡眠時間を1時間増やす」は、最も簡単で、最も効果が得られる最強の仕事術。間違いありません。

睡眠時間を1時間増やすと

| 睡眠時間5時間 | プラス1時間 | 睡眠時間6時間 | プラス1時間 | 睡眠時間7時間 |

疲れた
だるい

調子いい
仕事がはかどる

睡眠最高!

絶好調

仕事力↑

仕事力↑↑

集中力↓　注意力↓
判断力↓　記憶力↓

集中力↑　生産性↑
判断力↑　記憶力↑
学習能力↑　創造性↑

集中力↑↑　生産性↑↑
判断力↑↑　記憶力↑↑
学習能力↑↑　創造性↑↑

精神的不安定
イライラ、怒りっぽい

精神的安定
余裕　冷静

精神的安定
余裕　冷静

お疲れ社員

できる社員

スーパー社員

ただ自分の能力を
10割発揮するだけ

どんなビジネス書より効く、
睡眠時間1時間アップチャレンジ。

休日の寝だめは健康に悪い

　残念ながら、休日に長時間寝たところで、睡眠負債はまったく取り戻せません。むしろ、睡眠覚醒のリズムがうしろにずれて、月曜日の朝がつらくなるだけ。健康という意味で考えると、むしろマイナスです。

　ウォルター・リード陸軍研究所の研究によると、平日の睡眠不足で蓄積された注意力の低下は、3日間、8時間睡眠をとっても、もとのレベルには回復しないことが明らかにされました。

　では、睡眠負債を返済するには何日かかるのでしょうか。34ページで紹介した、スタンフォード大学の研究では、平均睡眠時間7.5時間の健康な8人の被験者に、好きなだけ眠ってもらったところ、3週間後に8.2時間の睡眠時間で固定されました。つまり、たった0.7時間の睡眠負債を返済するのに3週間もかかるのです。

　一度ためてしまった睡眠負債は、そう簡単に返済することができない。まして、週末2日で返済することはまったく無理なのです。

　例えば、「平日は5時間睡眠で、毎日6時に起きている人」が、週末の2日間、11時まで寝るとどうなるのか？
「朝6時起き」で固定されていた体内時計が、睡眠中央値で3時間うしろにずれます。これをソーシャル・ジェットラグ（社会的時差ボケ）といいます。

　月曜の朝は、また6時に起きるわけですが、3時間もの時差ボケが生じている。つまり、朝6時に起きているのに、朝3時に無理やり起こされるような「不快感」「つらさ」を体感することになります。

　実際、月曜日の朝、「起きるのがつらい」という人は、「今週も1週間、仕事するのか……」という心理的原因でつらくなっているように思うでしょうが、それ以上に「体内時計のずれ」という

生物学的理由によって、「朝のつらさ」が起きているのです。

それを補正するのに、数日かかります。そうすると水曜、木曜になってしまいます。そして、土日にまた、体内時計がずれてしまう。体内時計は1年中ずれまくりです。

社会的時差ボケによって、覚醒と睡眠のリズムは乱れ、仕事のパフォーマンスは下がり、さまざまな病気のリスクを高め、健康にもすごく悪いのです。

体内時計をずらさないためには、いつもの起床時間とのずれを「2時間」以内にする必要があります。つまり、平日朝6時起床の人は、土日は8時までに起きる。そうすると、体内時計のずれは最小限にとどめられて、月曜の「朝のつらさ」も気にならないはずです。

夜更かししない。休日に寝すぎない。毎日同じ時間に寝て、同じ時間に起きることで、「体内時計」が安定して同じリズムを刻む。体調もよくなるし、脳のパフォーマンスも最大化するのです。

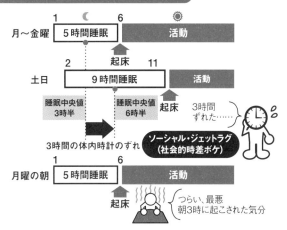

休日にたっぷり眠るのは健康に悪い!?

月～金曜　5時間睡眠　活動

土日　9時間睡眠　活動

睡眠中央値　3時半　睡眠中央値　6時半

3時間ずれた……

3時間の体内時計のずれ　ソーシャル・ジェットラグ（社会的時差ボケ）

月曜の朝　5時間睡眠　活動

起床　つらい、最悪
朝3時に起こされた気分

寝だめは、自ら時差ボケをつくるようなもの。
休日の寝坊は2時間以内。

記憶力を最大化する睡眠術

　夜、寝ているときに「夢」を見ます。なぜ、人間は夢を見るのでしょう？

　これにはいろいろな説がありますが、「夢」によって記憶の整理、定着が行われているという説が有力です。

　日中に覚えたことを、記憶として定着させるには、6時間以上の睡眠が必要です。

　ハーバード大学のスティックゴールド博士は、コンピューター画面に図形を次々に表示し、その向きを瞬時に答えさせるテストを学生たちにさせました。そして、その後「睡眠群」と「徹夜群」にわけて学習結果を7日間フォローしたところ、「徹夜群」ではまったく改善が認められなかったのに対し、「睡眠群」では著明な成績の改善を認めました。また、6時間睡眠と8時間睡眠をとったグループでは、8時間睡眠をとったグループのほうが、よりよい成績を認めたのです。

　スティックゴールド博士は、「何か新しい知識や技法を身につけるためには、覚えたその日に6時間以上眠ることが欠かせない」と結論づけています。

　また別な研究では、深い睡眠が多い（睡眠の質がいい）人ほど、学習内容の定着がいいこともわかっています。記憶力や運動技能

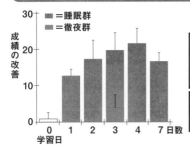

6時間以上の睡眠で学習は定着する

■＝睡眠群
▨＝徹夜群

成績の改善

30
20
10
0

0　1　2　3　4　7 日数
学習日

【方法】Visual Skill Test を 0 日目にトレーニングし、その夜徹夜したグループと、睡眠をきちんととったグループとで、成績の改善を 7 日間フォローした。

【結果】徹夜群でまったく改善なし。睡眠群で著明な改善、さらにその傾向は 7 日後も維持されていた。

ハーバード大学の研究をもとに作成

をアップさせたければ、6時間以上の睡眠をとること。睡眠の質がいい人ほど、記憶力もいいのです。

　試験が近づくと、徹夜のような状態で勉強する人は多いでしょう。しかし、「徹夜」は最悪の勉強法です。何かを暗記した場合、「ずっと起きている」よりも「睡眠」を間にはさんだほうが、記憶が定着し、試験の成績もアップするからです。また、徹夜は記憶が定着しないというだけではなく、脳のパフォーマンスを著しく低下させます。

　複雑な兵器を操作する兵士を対象とした研究では、一晩寝ないと、総合的な認知能力が約30%失われ、それに続いて操作能力（運動能力）も低下しました。さらに二晩寝ないと、認知能力は60%も低下したのです。

　つまり、「睡眠不足」で試験を受けるということは、「最低のパフォーマンス」で試験を受けるということです。コツコツ覚えてきた事柄も思い出せない。ケアレスミスを連発する。せっかくのあなたの実力も、30%減になってしまうとしたら……。

　試験前日は、睡眠を削るのではなく、とにかくしっかりと睡眠をとるべきなのです。

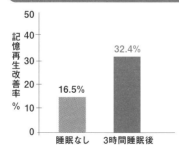

起きているより眠ったほうが成績はよくなる

記憶再生改善率 ％

50
40
30
20
10
0

16.5%　32.4%

睡眠なし　3時間睡眠後

【方法】単語リストを記憶。3時間後に再テストを行った。3時間の間、「何もしない（睡眠なし）」グループと、「3時間睡眠」したグループとで比較した。

【結果】「3時間睡眠」のグループが、「睡眠なし」と比べて、約2倍の記憶再生改善率を認めた。

ドイツ・バンベルク大学の研究をもとに作成

眠るだけで記憶力アップ。
試験や勉強にも、睡眠が最強。

20分で脳がリセットできる
仮眠のすごい効果

平日、睡眠不足の人は、「仮眠」をとるといいでしょう。仮眠によって、日頃の睡眠不足がなしになるわけではありませんが、「集中力低下」などの脳のパフォーマンスを改善し、健康に対する害を減らすことが可能です。

アメリカのNASAの研究によると、26分の仮眠によって、仕事効率が34%アップ、注意力が54%アップしたそうです。

アメリカでは、Googleやナイキなど、仮眠室やナップポッドと呼ばれる睡眠マシンを導入する企業が増えています。

では、何分、眠るのがいいのでしょう？　仮眠についてさまざまな研究がありますが、20～30分が効果的と考えられます。

30分を超えると効果が徐々に悪くなり、1時間を超える仮眠は、脳のパフォーマンス的にも健康的にも悪影響を及ぼします。

1時間を超えると深い睡眠に入ってしまうため、その後、目を覚ましてもすぐに脳は正常のパフォーマンスには戻りません。また、1時間を超える仮眠は、夜の睡眠に悪影響を及ぼします。

仮眠の健康に対する影響ですが、1日30分以下の仮眠が、アルツハイマー病の発症リスクを5分の1にするという研究があります。しかし、1時間以上の仮眠は、アルツハイマー病のリスク

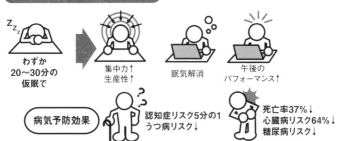

仮眠のメリット

わずか20～30分の仮眠で → 集中力↑ 生産性↑ ／ 眠気解消 ／ 午後のパフォーマンス↑

病気予防効果 認知症リスク5分の1 うつ病リスク↓ ／ 死亡率37%↓ 心臓病リスク64%↓ 糖尿病リスク↓

を2倍に増加させます。

　働く男性の場合、週に3回以上、毎回30分の昼寝をする人は、死亡率が37%低く、心臓病での死亡率は64%も低くなります。

　また、糖尿病に関しても同様で、毎日30分程度の仮眠をとる人は、糖尿病のリスクが低く、逆に1時間以上の仮眠をとる人は、糖尿病のリスクが45%高くなる、という研究があります。

　まとめると、1日30分前後の仮眠は、疲労回復、認知症予防、心臓病予防、糖尿病予防、身体の健康という観点からも、非常にいい。1時間を超える仮眠は、健康によくない、といえます。

　効果的な仮眠の方法をまとめます。参考にしてみてください。

① 30分以下

20〜30分が効果的。60分を超えないように注意してください。

② 眠る前にカフェイン摂取

　眠る前に、コーヒーや緑茶などカフェインを摂取しておくと、約30分後にはカフェインの効果があらわれるため、自然に目覚めやすくなります。

③ できれば身体を横に

　理想的には平らなところで眠るのがベストです。難しい場合は、リクライニングチェアで60度くらい角度をつける。できるだけ身体をリラックスさせたほうが、身体の疲労回復効果が得られやすいです。

④ 15時までに終了

　15時以後の仮眠は、夜の睡眠に悪影響を及ぼすので、マイナス効果となります。

⑤ 30分で食事、30分仮眠

　60分の昼休みがある方は、30分で食事をして、残りの時間を仮眠に当てると、ちょうど、20〜30分を仮眠時間として確保できます。

昼休みの半分を仮眠に。
午後のパフォーマンスもキープしよう。

猛烈な眠気を 10 分で消す方法

　車を運転していて、突然、猛烈な眠気に襲われたことはありませんか？　ガムを噛んでも、コーヒーを飲んでもまったく効果がありません。そんな猛烈な眠気を 10 分ですっきり消す方法があります。

　それは、すぐに車を止めて、10 分休憩するということです。近くに車を止めて、目をつぶったり、うつぶせになったりして 10 分休憩してください。さっきまでの猛烈な眠気が、嘘のように消えてなくなります。

　人間の脳には、覚醒リズムがあります。覚醒度の高い状態が約 90 分続き、その後、覚醒度の低い状態が約 20 分続く。そしてまた覚醒度が高まっていく。これが、1 日で何度も繰り返されています。この 90 分＋ 20 分のリズムは、ウルトラディアンリズムと呼ばれます。

　猛烈な眠気は、ウルトラディアンリズムの底辺部分（回復反応）にさしかかっているのです。つまり、「猛烈な眠気は 20 分しか続かない」と言い換えてもいいでしょう。

　覚醒度が最も下がった状態は、注意力、集中力は最低レベルまで下がっているので、突発的な状況に対応できません。事故を起

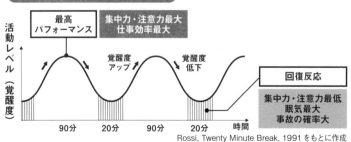

ウルトラディアンリズムとは

活動レベル（覚醒度）

| 最高パフォーマンス | 集中力・注意力最大 仕事効率最大 |

覚醒度アップ　　覚醒度低下

| 回復反応 |
集中力・注意力最低
眠気最大
事故の確率大

90分　20分　90分　20分　時間

Rossi, Twenty Minute Break, 1991 をもとに作成

こす確率がとても高いので、すぐに車を止めて休憩するべきです。無理して運転を続けると事故を起こしてもおかしくありません。

　ウルトラディアンリズムは、生物が持つ必然的なリズムなので、根性をふりしぼって我慢しても無理なのです。無駄な抵抗はせずに、休むのがいちばんです。

　こうした、睡眠と覚醒のリズムは、日中、仕事中も勉強中も、ずっとリズムを刻んでいます。90分ほど仕事をすると「パフォーマンスが落ちてきた」、そしてちょっと休憩しただけで、「パフォーマンスがガラッと改善した」という経験があるはずです。

　90分集中して15〜20分ほど休憩を入れるという仕事のパターンは、脳科学的にも非常に理にかなったものなのです。「疲れた」「眠たい」「もう無理」、そうした自覚症状は、ウルトラディアンリズムの底辺のサインです。そこで休憩をはさむことで、「次の90分」で最高のパフォーマンスを発揮できる。

　サーフィンをするように、自分の脳の持つ「パフォーマンスの波」に上手に乗ることで、最高の仕事のパフォーマンスを発揮することができます。

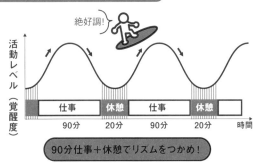

90分でいったん休憩。
脳のパフォーマンスの波を乗りこなせ。

たった1回の「徹夜」で、遺伝子が変化する

「徹夜すると脳細胞が死ぬ！」という話を時々聞きますが、これは本当でしょうか？

ラットの5日間の睡眠遮断で、脳下垂体中葉のドーパミン分泌に関連する細胞の数％が細胞死を起こした、という研究があります。また別の研究では、72時間の睡眠遮断をしたラットでは、海馬で新しいニューロンの産生がほとんど行われなくなりました。

さらに睡眠不足が続くと、ストレスホルモンのコルチゾールが分泌されます。コルチゾールの高い値が続くと、海馬の神経細胞にダメージを与え、海馬の神経細胞を殺します。

人間での研究ではありませんが、動物実験では、「徹夜が続くと脳細胞が死ぬ」「脳細胞に深刻なダメージを与える」のです。

あなたは、「たった1回の徹夜くらい、どうってことない」と思っていませんか？　それが、「たった1回の徹夜」でも、脳、身体、遺伝子にダメージを与えるという研究が多数報告されています。

【アルツハイマー病のリスク増大】
・たった一晩の徹夜で、Aβ蛋白（アルツハイマー病の原因物質）が脳に蓄積する。
・たった一晩の徹夜で、タウ蛋白（神経毒性の高いタンパク質）レベルが50％も増加する。

【糖尿病、肥満のリスク増大】
・たった一晩の徹夜で「時計遺伝子」が損傷し、耐糖能が低下（糖尿病リスクをアップ）する。
・たった一晩の徹夜で、脂肪増加や筋肉量減少が進む。

長期的な睡眠不足が、脳や身体にダメージを与えることは、本章の最初で詳しく説明しました。しかし、最近の研究では、たっ

た1回の「徹夜」で、アルツハイマー病を進行させるような変化、あるいは肥満や糖尿病を悪化させるような変化、そして「遺伝子レベルでの変化」も起きることがわかりました。

当然、睡眠不足が続くとその影響は大きく、イギリス・サリー大学の研究によると、1週間の睡眠不足により、炎症や免疫機能、ストレス応答などに関係する711個もの遺伝子に影響が出る、といいます。これはヒトの遺伝子数約2万3000個の3.1%に相当します。

これらの遺伝子レベルでの変化は、数日の十分な睡眠でもとに戻るものなのか、長く後遺症を残すのか。現在のところわかっていませんが、長期間にわたって影響を及ぼし続ける危険性も指摘されています。

多くの人は「たった1回の徹夜」くらいで、健康を害することはないと思っているでしょうが、睡眠不足によって遺伝子の変化、細胞へのダメージ、Aβ蛋白の蓄積などが確実に起きます。睡眠不足が、脳に器質的なダメージを与えるのです。

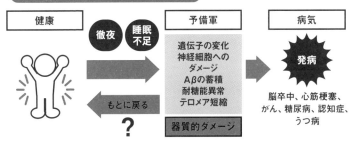

睡眠不足は脳にダメージを与える

健康			予備軍	病気

徹夜　睡眠不足　→　遺伝子の変化 神経細胞へのダメージ Aβの蓄積 耐糖能異常 テロメア短縮　→　発病

もとに戻る　？

器質的ダメージ

脳卒中、心筋梗塞、がん、糖尿病、認知症、うつ病

一晩寝ないだけで、あなたの脳は破壊される。

夜勤は健康に悪い

　医療関係者、警備員、コールセンターなど、交代勤務、夜勤の
ある仕事に従事している人は多いです。ある調査では、日本人の
約1,200万人が交代勤務についています。つまり、日本人の10
人にひとりが夜勤をしているのです。

　実際、夜勤によって、下痢や食欲不振などの消化管症状、夜勤
明けに眠れないなどの睡眠障害、睡眠・覚醒リズムの乱れ、疲れ
がとれないなど、さまざまな体調不良があらわれます。

　長期で夜勤を続けると、性ホルモンが影響を受け、男性では前
立腺がんが3.5倍、女性では乳がんのリスクが2.6倍も高まります。

　全がんリスクで1.5倍。脳卒中、心筋梗塞などのリスクは2倍、
その他、高血圧、糖尿病、高脂血症など多くの生活習慣病のリス
クを高めます。

　夜勤を10年以上続けると、がんになるリスクなど、健康への
マイナス効果が一気に高まりますので、仮に今夜勤をしている人
でも、長期では続けないようにしたいものです。

　夜勤で健康を害さない方法をいくつか紹介します。

（1）体内時計は日勤に合わせる
　夜勤回数が週に1～2回程度
の人は、体内時計を日勤の行動
パターンからずらさないように
行動するといいでしょう。

（2）仮眠を活用する
　夜間勤務中に仮眠が可能、許
可されている場合は、仮眠を上
手に活用しましょう。30分以

夜勤はものすごく健康に悪い

糖尿病	1.6倍
脳卒中・心疾患	2倍
胃腸病	2倍
全がん	1.5倍
前立腺がん	3.5倍
乳がん	2.6倍

下の仮眠をはさむと、夜間の眠気が解消し、注意力なども改善します。2時間の仮眠がとれる場合は、睡眠周期は約90分なので、かなりの回復が可能です。仮眠する場合は、「アイマスク」を使うと、光が遮断され、眠りに入りやすくなります。

（3）日中の光に注意する

朝日を浴びてしまうと、脳が覚醒して眠気が吹き飛び、帰宅後に眠れなくなる、ということも。サングラスや遮光カーテンなどで、朝日を浴びない工夫をしましょう。

（4）1回1回の睡眠を大切にする

睡眠の質と量を確保し、疲労回復することが重要です。夜勤以外の日に、しっかり「運動」することもおすすめです。日中に強度の強い運動をすることで成長ホルモンが出て、睡眠が深まり、疲労も回復します。

（5）夜勤をやめる

夜勤手当など、金銭的理由で夜勤を希望している人もいるかもしれませんが、健康へのデメリットを考えると間違いなくマイナスです。自らすすんで夜勤をするのはやめたほうがいいです。

とはいえ、どうしても夜勤をやめられないという人もいるでしょう。夜勤は歳を重ねるほど身体への負担も大きくなり、睡眠覚醒リズムへの順応も難しくなってきます。夜勤のない業種への転職、あるいは夜勤のない部署への転属など、夜勤を脱出するチャンスを探るべきです。

夜勤する人がいないと、日本の社会が機能しないのも事実。しかしながら、健康に悪く、長く続けると身体を壊す危険性が高いということを知っておいてください。

 「時給が高いから」と夜勤を志望するのは、「命の切り売り」をするようなもの。

「いびき」がひどい人は要注意

「いびきがひどい」といわれたことのある人は、注意してください。

（1）毎日、十分な時間寝ているはずなのに、「日中の眠気」がものすごく強い。

（2）よく「いびき」がひどいといわれる。

（3）「肥満」傾向。

　この3つにあてはまる人は、「睡眠時無呼吸症候群」（Sleep Apnea Syndrome、SAS）かもしれません。

　SASとは、睡眠中に呼吸が何度も止まる病気。10秒以上の無呼吸が1時間に5回以上あるとSASが疑われます。

　SASの人は、夜中に何十回も強制的に起こされているようなもの。ですから、日中に「猛烈な眠気」に襲われます。

　実際に、SAS患者の交通事故を起こす確率は、そうでない人と比べて7倍といいます。バス運転手がSASを患っていて、死亡者も出る大事故になったケースもあります。あなたがSASを持っているとすると、自分が事故死するだけではなく、加害者になる可能性すらありますので、絶対に放置してはいけません。

　SASの罹患率は、成人男性の約3～7%、女性の約2～5%といいます。男性では40～50代が半数以上を占める一方で、女性では閉経後に増加します。

睡眠時無呼吸症候群は、ものすごく健康に悪い

死亡率	2.6倍
心筋梗塞	4倍
脳卒中	4倍
糖尿病	2～3倍
高血圧	2倍
交通事故	7倍

　つまり、男性の場合、約 20 〜 30 人にひとりは SAS。非常に頻度の高い病気です。

　SAS の主な症状は、「いびきがひどい」「日中の猛烈な眠気」「運転中によく居眠りしそうになる」「起床時の頭痛、だるさ」「夜中に何度も目が覚める」「睡眠中、息が止まる」など。40 〜 50 代男性の肥満の方に多くみられます。

　これらのうち、いくつか当てはまるものがあったら、「呼吸器科」を受診したほうがいいでしょう。

　SAS は、ただ呼吸が止まるだけの病気ではありません。心臓、脳、血管に多大な負担をかけ、心筋梗塞 4 倍、脳卒中 4 倍、糖尿病 2 〜 3 倍、高血圧 2 倍と、生活習慣病のリスクを数倍に増やします。

　そして、いちばんおそろしいのは、無呼吸による突然死です。SAS の死亡率は、健常者の 2.6 倍。中等度以上の SAS を、無治療で 8 年放置した場合、4 割が突然死するといいます。

　SAS はきちんと治療することによって、死亡リスクを減らし、「日中の眠気」も改善し、日中の仕事のパフォーマンスを高めることができますので、絶対に放置しないでください。

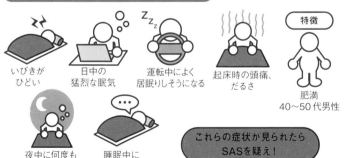

睡眠時無呼吸症候群（SAS）の症状

いびきがひどい

日中の猛烈な眠気

運転中によく居眠りしそうになる

起床時の頭痛、だるさ

特徴

肥満 40〜50代男性

夜中に何度も目が覚める

睡眠中に息が止まる

これらの症状が見られたら SASを疑え！

いびきは放っておかない。
自分と誰かの命を救う。

睡眠サプリは効くのか?

「睡眠サプリ」の広告を多く見かけますが、効果はあるのでしょうか。

　最も有名な睡眠のサプリメントは、「メラトニン」でしょう。メラトニンは、眠気を導き、睡眠を深め、免疫力を高める「睡眠物質」。それを直接サプリで飲むと、すごい効果がありそうですが、メラトニンは飲むべきではありません。

　メラトニンは、海外ではサプリメントとしてドラッグストアで気軽に購入できるものの、日本ではサプリメントとして承認されていません。なぜならば、安全性が十分に確認されていないからです。

　メラトニンはホルモンです。一般論としてホルモンそのものを補充すると、身体はホルモンがたくさんあると思って、本来の生成を減らす可能性があります。メラトニンは、10代、20代ではたっぷり分泌されますが、50代になると激減し、60代を超えるとほとんど分泌されなくなります。

　海外でメラトニンが薬として承認されている国もありますが、ターゲットは高齢者。10代、20代の若い人が、サプリ的に飲むべきものではないのです。

　日本の厚生労働省の情報サイトには、「不眠症の改善効果は乏しい」と明言されており、効果と安全性の両方から、メラトニンはサプリ的に飲むべきではありません。

　睡眠障害、不眠症の根本治療は、「生活習慣の改善」です。睡眠薬も睡眠アプリも、睡眠を助ける効果はあります。しかし、根本的な原因に関しては、なんの効果もないのです。完全に放置です。生活習慣の改善の努力なしに、「睡眠薬、睡眠サプリを飲んで眠る」人は、「飲まないと眠れない」ということ。その状態で、

何カ月、何年、それとも一生飲み続けますか？

　睡眠薬、睡眠サプリは、根本的な解決にはなりません。まずは、生活習慣の改善を徹底的に行うべきです。

　生活習慣の改善をがんばっていても、その効果がすぐにあらわれない場合もあります。何週間もかかるかもしれない。その間、1日3時間しか眠れないとしたら、頭がボーッとして仕事になりません。そういう場合は、「一時的」に睡眠薬、睡眠サプリに頼るという手はあります。

　あるいは、今月末の納期まで、仕事が死ぬほど忙しい。夜中に帰宅するけど、頭が冴えて眠れない。でも、翌朝7時に起きて出社しないといけない。「2週間だけ急場をしのぎたい」といった、「期間限定」であれば、睡眠薬、睡眠サプリに頼る手はあります。

　睡眠薬も睡眠サプリも、「一時しのぎ」「急場しのぎ」でしかないということを理解してください。

　つまり長期では飲まないという前提であれば、当面の「眠れない」という苦しみをラクにする意味で、睡眠薬や睡眠サプリの助けを借りてもいいかもしれません。

　ただし、私がその立場だとしても、睡眠薬や睡眠サプリの助けは借りずに、生活習慣改善で治すと思います。

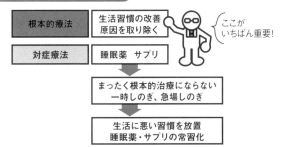

睡眠障害の治療

根本的療法	生活習慣の改善 原因を取り除く
対症療法	睡眠薬　サプリ

ここがいちばん重要!

まったく根本的治療にならない
一時しのぎ、急場しのぎ

生活に悪い習慣を放置
睡眠薬・サプリの常習化

　睡眠サプリは「急場しのぎ」。
　生活習慣の改善を。

睡眠薬を飲んだほうが
いい場合とは？

　基本的に睡眠薬は飲まないほうがいいです。しかし、「ほとんど眠れない」状態を1週間、2週間放置するのも、健康にいいはずがありません。

　では、具体的に不眠がどのくらい悪化したら、精神科を受診し、睡眠薬を処方してもらったほうがいいのでしょうか。

①不眠がひどくてどうしようもない

「ほとんど眠れない」「1日3、4時間くらいの睡眠」が1週間以上続くような場合。あるいは、睡眠がとれずに、日中の仕事が手につかない。仕事に行くのも難しい。そんな場合は、精神科を受診したほうがいいでしょう。

　生活習慣改善でもまったくよくならない「頑固な不眠」の場合、その背景にはたいてい「メンタル疾患」が存在します。いちばん多いのは「うつ病」です。精神科を受診し、背景にメンタル疾患がないかをきちんと診断し、あなたに最も適切な睡眠薬を処方してもらうべきです。

②メンタル疾患が背景にある

　すでにメンタル疾患で精神科に通院している、その場合の「不眠」は、睡眠薬を飲んででも、早く治したほうがいいです。

　なぜならば、「ぐっすり眠る」ほど、メンタル疾患は早く治るから。睡眠がとれないと、脳の神経は休まりません。

③身体疾患が背景にある

　身体疾患がある場合は、原疾患の治療が最優先ですが、「不眠」があると身体的、体力的な回復をさまたげるので、睡眠薬を服用してでも「不眠」を治療したほうがいい場合が多いです。

④生活習慣改善を徹底的に行った

「生活習慣改善」を３カ月以上、徹底的に行ったけれども睡眠の問題が改善されない。日中の眠気などで、仕事や学業への支障が続いている場合は、精神科の受診を検討してもいいでしょう。

　特殊な睡眠障害は、睡眠の専門家が診察しないとわからない場合があります。例えば、「睡眠時無呼吸症候群」「むずむず脚症候群」「概日リズム睡眠障害」などです。悩みが睡眠に特化している場合は、「睡眠専門外来」「スリープクリニック」など、睡眠を専門にしている精神科にかかったほうがいいでしょう。

　不眠がひどくてどうしようもない、という場合は市販の睡眠薬に頼らずに、精神科を受診してください。そのための精神科です。

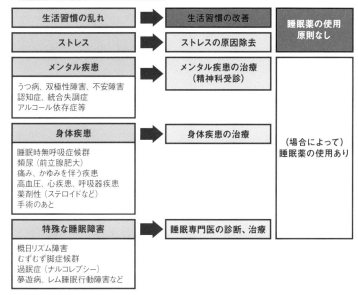

睡眠障害の原因と治療

生活習慣の乱れ	→	生活習慣の改善	睡眠薬の使用 原則なし
ストレス	→	ストレスの原因除去	
メンタル疾患 うつ病、双極性障害、不安障害 認知症、統合失調症 アルコール依存症等	→	メンタル疾患の治療 （精神科受診）	（場合によって） 睡眠薬の使用あり
身体疾患 睡眠時無呼吸症候群 頻尿（前立腺肥大） 痛み、かゆみを伴う疾患 高血圧、心疾患、呼吸器疾患 薬剤性（ステロイドなど） 手術のあと	→	身体疾患の治療	
特殊な睡眠障害 概日リズム障害 むずむず脚症候群 過眠症（ナルコレプシー） 夢遊病、レム睡眠行動障害など	→	睡眠専門医の診断、治療	

 市販の睡眠薬は依存につながる。専門医の受診を。

HOW TO IMPROVE YOUR
BRAIN AND MENTAL HEALTH

BRAIN+
MENTAL

CHAPTER2

運動

EXERCISE

樺沢先生、最近、同僚がうつ病になってしまって会社を休んでいるんです。こうなる前に気付いてあげられたらよかったんだけど、自分も忙しかったから余裕がなくて……。

それは心配ですね。あなたは大丈夫ですか？

私はそういうのとは無縁ですよ。心臓に毛が生えてるってよくいわれるし。まぁ、たまにガラにもなく考え込んじゃって気分が晴れないときはありますけど。

そういうちょっとした兆候が思わぬ病気につながることもあるので、気をつけてくださいね。**メンタル疾患の予防には「運動」が効果的**ですよ。

運動？　心の病気とどう関係があるんですか？

運動は脳にとてもいいんです。**「睡眠が改善される」「感情が安定化する」「脳内物質が調整される」「ストレスホルモンが下がる」**といった効果があるからです。
運動をする習慣がまったくない人は、週に1～2時間の運動をしている人に比べて、うつ病発症のリスクが44％増加したという研究結果があります。
また、中年期から少し汗をかく程度の運動を週2回以上、20～30分することで、20年後にアルツハイマー型認知症になるリスクが約3分の1にまで減少したという研究結果も。

へぇ～！　運動がうつ病や認知症の予防になるんですね。治療にも効果はあるんですか？

ありますよ。「運動療法」といって、薬物療法と同程度か、それ以上の効果が期待できます。
例えば「うつ病」「認知症」「不安障害・パニック障害」などでは、薬物療法と同程度の効果が期待されます。「統合失調症」「双極性障害」「ADHD」などでは、薬物療法の補助としての活用が推奨されています。

実際に医療でも使われている療法なんですね。運動って、ダイエットや筋肉をつけるためにやるものだと思っていました。

日本で感染症以外の死亡を原因別に調べたところ、1 位が「喫煙」、2 位が「高血圧」でした。3 位はなんだと思いますか？

……飲酒とか？

正解は「運動不足」。運動不足が循環器疾患やがんなどを引き起こし、死亡数は 5 万人にのぼります。

ええっ、運動不足が人を死に追いやるんですか！

現代人をおびやかしているさまざまな病気は、生活習慣の変化により増えてしまったもの。最近は、原始人の生活スタイルが健康にいいと見直されていますが、毎日狩猟をして暮らしていた原始人は一度に 100 キロも走れたそうです。その頃と比べたら現代人は明らかに運動不足ですよね。
さらに、運動は心や身体の病気予防だけでなく、「頭をよくする」効果もあるんですよ。

運動で頭がよくなる⁉　それ、すごく気になります。

今から20数年前、わりと最近発見されたのですが、運動すると「BDNF」という神経栄養因子が増えることがわかりました。BDNFは神経細胞の維持に欠かせないタンパク質で、学習や記憶を促す効果があるんです。

先ほど、運動はうつ病や認知症の予防になるといいましたが、それもBDNFが情動をコントロールしたり、神経細胞死を阻止したりしてくれるから。その他、食欲を抑制するダイエット効果もあります。

運動の力ってすごいんですね。気が向いたときに家で筋トレをするくらいだけど、それも運動のうちに入りますか？

週2時間以上の運動量があれば健康的です。

筋トレや全力で走るダッシュは無酸素運動、ウォーキングやジョギングやエアロビクスは有酸素運動にわけられますが、どちらも効果的。無酸素運動をすれば疲労を回復させる「成長ホルモン」が出て、有酸素運動をすれば脳を成長させる「BDNF」が出るので、組み合わせると最強です。

先生はどんな運動をしているんですか？

私は週4回、計6時間くらい運動をしています。「古武術」を4年、「ボクササイズ」を5年、「加圧トレーニング」を9年続けている他、ウォーキングマシンで歩きながら原稿チェックをすることも。

運動しながら頭を使うと、脳がものすごく活性化するのでおすすめです。「デュアルタスクトレーニング」とい

うのですが、最近の精神医学でもトピックになっています。

運動と勉強を同時にするなんて一石二鳥でいいですね。でも、普通の会社員はなかなか時間がとれないんですよ。夜は遅いし、たまに早く帰れても疲れて運動する気になれないし……。

生活の中に運動をうまく組み込むといいですよ。仕事の合間にストレッチをしたり、エスカレーターではなく階段を使うようにしたり、1駅手前で降りて歩いて帰ったり。

「アクティブレスト（積極的休養）」という疲労回復法がありますが、**疲れているときほど軽い運動をしたほうが疲労回復は進みます。**

明日からさっそくやってみます！　オフィスは10階だから、毎日階段で上り下りすればかなりの運動量になりますよね。あとは毎日走って、筋トレして……。

運動のしすぎはかえって健康を害しますよ。運動したあとに、ぐったりしたり眠くなったりするのは悪い傾向です。自分に合った、楽しく続けられる運動量を心がけましょう。

> **まとめ**

☑ **運動がうつ病や認知症の予防になる**
☑ **週2時間以上の運動量が効果的**
☑ **運動しながら頭を使うと、脳が活性化する**
☑ **忙しい人ほど、スキマ時間での運動がおすすめ**
☑ **運動すると「成長ホルモン」が出て疲れがとれる**

運動のすごいメリット

運動には、どんなメリットがあるのでしょうか？

「ダイエット」と「健康」。多くの人はそう答えるでしょう。

運動には、もっともっと、たくさんのメリットがあります。運動は、あなたの人生を根底から変え、あなたを幸せにする。計り知れないメリットがあります。

まとめたところ、なんと15のメリットがありました。

運動すると、「健康になる、長生きする」「頭がよくなる」「仕事能力が上がる（収入が上がる）」「（感情が安定し）人間関係がよくなる」「やせて、外見が若返る」のです。これらは、人間が望むもの、すべてといえるのではないでしょうか。

実際に、運動することで幸福物質と呼ばれる「ドーパミン」や「セロトニン」が分泌され「幸福感」に満たされます。

「運動」によって、私たちのパフォーマンスは圧倒的にアップし、幸せになれる。「得られないものはない」といっても過言ではありません。

運動の効果として、「やせる」や「健康になる」は知っていても、集中力、記憶力、創造性、学習能力など脳のほとんどの機能が大幅にアップし、頭がよくなり、仕事力も飛躍的にアップするという「運動の本当の効果」について、知らない人が多いでしょう。

なぜならば、ここ10年で運動についての研究、特に運動の「脳」に対する絶大な効果が明らかになったから。それを知らない人が多いのは当然です。

週に2～3時間の運動で、これらの運動の絶大な効果を享受できるのですから、これほど簡単な「成功法則」もないし、これ以上の「幸福になる方法」もありません。

にわかには信じられないと思いますが、以下の各項目で科学的

な根拠と、具体的な運動の方法について説明していきます。

運動で得られるメリット 15

ダイエット効果	1 やせる、体重減少 脂肪燃焼（有酸素運動） 基礎代謝アップ（筋トレ）
身体の健康効果	2 病気の予防 ほぼすべての生活習慣病 （糖尿病、高血圧、脂質代謝異常、がんなど）の予防効果 免疫力が高まる （風邪、感染症、がんの予防） 3 寿命が延びる 1日20分の運動で4年半寿命が延びる 4 健康寿命が延びる 転倒予防、骨粗しょう症、骨折の予防 ストレッチで柔軟性アップ、ケガ予防 寝たきり予防
脳の活性化	5 頭がよくなる、仕事力のアップ 集中力が高まる 記憶力がよくなる （短期記憶、長期記憶を強化） ワーキングメモリの改善 （作業効率のアップ） 発想力、創造力が上がる 6 学校の成績がよくなる 集中力、記憶力が高まるので、成績もアップする 7 脳の老化防止 高齢になっても脳がハツラツとする 物忘れしない
疲労回復効果	8 睡眠改善効果 ぐっすり眠れる 睡眠の効果がすべて得られる 睡眠障害の改善、睡眠薬をやめられる 9 疲労回復効果 疲れがとれる アクティブレスト （疲れたときこそ運動すべき） そもそもの「疲れやすい」が改善 毎日バリバリ働ける

メンタル改善効果	10 感情の安定化 イライラ、怒りっぽさの解消 気分が明るくなる モチベーション、意欲が上がる セロトニン、ドーパミンなどの脳内物質が整う 11 メンタル疾患の予防、治療効果 うつ病、認知症の予防効果 薬物療法と同程度の改善効果（うつ病） 12 ストレス発散効果 ストレスホルモン（コルチゾール）が減少する 13 考え方がポジティブ、前向きになる 考え方、行動が積極的になる、闘争心が高まる（テストステロン） 自分に自信がつく、自己肯定感が高まる
魅力が高まる	14 男性の魅力が高まる （肉体的にも、精神的にも）たくましくなる 筋肉質になる 男性機能の増強、ED（勃起障害）予防 15 女性の魅力が高まる 美しくなる、スマートになる 美肌効果、お肌がツルツルになる 姿勢、立ち姿が美しくなる （インナーマッスルの強化） アンチエイジング効果 便秘、冷え性、更年期障害の予防、改善

運動するだけで、
ほしいものはすべて手に入る。

EXERCISE
運動
29

運動不足のすごいデメリット

　前項で運動のすごいメリットについて説明しました。

　あなたが今、目立った運動をしていないとするならば、「運動不足」に陥っているはずです。「運動不足」の人は、どのくらいいるのか？　そして、どれほどのデメリットを背負っているのでしょうか。

　厚生労働省の「国民健康・栄養調査」（平成28年）によると、運動習慣のある人（週2回以上、1回30分以上、1年以上、運動をしている人）の割合は、男性で35.1％、女性で27.4％でした。つまり、日本人の約7割には運動習慣がないのです。

　日本の危険因子別の死亡原因によると、「運動不足」は「喫煙」「高血圧」に次いで第3位。毎年5万人が、「運動不足」で亡くなっている計算になります。

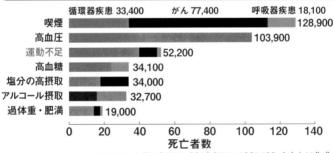

日本における危険因子に関連する非感染性疾患と外因による死亡数

循環器疾患 33,400　　がん 77,400　　呼吸器疾患 18,100

喫煙　128,900
高血圧　103,900
運動不足　52,200
高血糖　34,100
塩分の高摂取　34,000
アルコール摂取　32,700
過体重・肥満　19,000

死亡者数（0 20 40 60 80 100 120 140）

Ikeda N, et al: PLoS Med. 2012:9(1): e1001160. をもとに作成

「運動は健康にいい」「運動不足は健康に悪い」ということは、多くの人はなんとなく知っているはず。では、運動はどれだけ健康によく、運動不足がどれだけ健康に悪いのでしょうか。

　そこで、「運動による健康への効果」をまとめてみました。中

強度の運動を週に1～2時間程度行った場合、どれだけ死亡率や病気のリスクを減らせるのか。

心臓疾患で、27～60％減。すべてのがんリスクを30％減。糖尿病は58％減、認知症は30～50％減です。たった、週1～2時間程度の運動で、ほとんどの生活習慣病のリスクを30～60％も減らせるのです。

死亡率に関しても、ごく軽度の運動をするだけで30％減少。時々強めの運動を取り入れ週150分の運動をすると、死亡率が50％も下がったという研究もあります。

運動すれば病気で死ぬ確率を50％も減らせる。運動不足の人は、病気になる確率を2倍近くまで高めるリスクを背負って生活しているのです。運動不足は死ぬほど健康に悪いのです。

また、運動不足の人はうつ病になるリスクが44％も高まり、週2時間の運動によって認知症のリスクを2分の1から3分の1に減らすことが可能です。

運動は睡眠を改善しますので、睡眠障害やその他の多くのメンタル疾患の予防、治療効果があります。運動は、メンタル疾患の予防に、絶大な効果があるのです。

運動というと「毎日ジョギングする」「定期的にジムに通う」など、ハードルが高いイメージですが、これらの「健康効果」のほとんどは、1日15～20分程度の運動（速歩き程度）で得られます。ジムに通ってハードな運動をしなくても、日々の生活で少し気を使うだけで、死ぬほど健康に悪い運動不足を解消することは可能なのです。

運動は病気リスクをどこまで減らす？

死亡リスク	50%
心臓疾患	60%
全がん	30%
結腸がん	50%
糖尿病	58%
うつ病	12%
認知症	50%

※中強度の運動を週に1～2時間程度行った場合の効果
※複数の研究がある場合は、わかりやすくより大きな数値のほうを表記

まずは1日15分の運動。
死亡率は半分に減らせる。

1日20分の速歩きで、寿命が4年半延びる

　運動は1日何分すれば健康になれるのでしょうか?

　運動に関する膨大な論文があり、さまざまなデータがあります。それらを専門家が十分に検討してつくられたのが、WHO(世界保健機関)の運動ガイドラインです。

　WHOでは、「週に150分の緩い運動、もしくは75分の激しい運動をしない人」を、運動不足と定義し、それ以上の運動を推奨しています。

　日本の厚生労働省の基準よりずっと厳しいWHOの基準を満たしている日本人はわずか20%。日本人の80%は運動不足で、さまざまな病気リスクを背負っています。

　週に150分の運動は、ハードルが高く思えますが、7日で割ると1日約20分です。そして、それは「緩めの有酸素運動」でいいので、具体的には「速歩き」で十分なのです。1日20分、速歩きをすれば、「最低限の運動時間」をクリアできる。これは、そう難しい話ではありません。

　あなたは、会社まで何分歩きますか?　自宅から駅まで、そして駅から会社まで、徒歩が10分あるとすれば、往復で20分です。

　あなたが会社まで、のんびりと歩いているのを「速歩き」に変えるだけで、「最低限の運動時間」はクリアできます。

　群馬県中之条町の住民5,000人を対象に行われた、20年にも及ぶ追跡調査によると、「1日8000歩/うち20分の速歩き」の運動で、糖尿病、高血圧、がん、心疾患、脳卒中などの主要な生活習慣病とうつ病、認知症などのメンタル疾患が高い確率で予防できることがわかりました。

　台湾國家衛生研究院の60万人を対象にした研究(8年間追跡)によると、1日15分(または週92分)運動を行う人の平均寿命

は運動しない人と比較して3年長く、1日30分の運動を行った場合平均寿命は約4年長くなりました。

　この死亡率の低下は、「禁煙」による健康効果に匹敵するといいます。

　これだけのデータを知っても、「忙しい」「運動する暇がない」という方が多い。そこで、大まかな計算をしてみましょう。先ほどの台湾の研究では、8年間、1日15分で、のべ43,800分の運動によって、3年（1,576,800分）寿命が延びました。これを運動時間で割ると、なんと運動1分あたり36分寿命が延びたことになります。反対に考えると、1分の運動をケチることで、36分も寿命を縮めているようなものです。

　他にも類似研究は多数あり、アメリカ国立がん研究所の65万人以上のデータ分析研究によると、1日10分速歩きをする人は、運動習慣のない人に比べて寿命が1.8年長い。週150分の速歩きによって4年半も寿命を延ばせることを明らかにしました。

　たった1日20分の速歩きで、大部分の生活習慣病のリスクを減らし、4年半も寿命が延びる。「忙しくて運動できない」という人も、たった10分、15分でも、やっただけ健康効果、延命効果が出るのです。

　最低限の運動は、ジムに通う必要もなく、まとまった時間を捻出する必要もない。やるべきことは、歩くスピードを速くして、「速歩き」にするだけ。あなたも今日から、できるはずです。

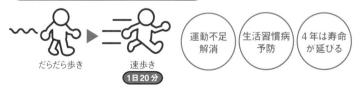

たった20分の速歩きで健康になる

だらだら歩き　▶　速歩き　1日20分

運動不足解消　生活習慣病予防　4年は寿命が延びる

たった1分の運動で、36分寿命が延びる。今日の通勤から、速歩きに変えてみよう。

おすすめの有酸素運動ベスト3

「具体的にどんな運動をしたらいいのかわからない」という人のために、私の「おすすめの有酸素運動ベスト3」を紹介します。

【ベスト1　歩く、走る】

有酸素運動の基本は、「歩く」「走る」。ウォーキング、ジョギング、ランニングです。

いつでもどこでもできる、無料で誰でもできる、体力に合わせて、速度と距離を変えられる、などメリットだらけです。

普通に歩くのを「速歩き」に変えて1日20分歩くだけで、健康のための最低運動量はクリアできます。体力に余裕のある人は、「全力疾走」を追加する。走るスピードをアップし、走る距離を延ばしていけば、運動強度、運動量を自由自在に調整可能です。

【ベスト2　エアロバイク】

「歩く、走るはいい有酸素運動」という話をすると、「膝（腰）が痛いので歩けません」「メンタル疾患があるので外出できません」という声が返ってきます。家で簡単にできて、運動強度、運動時間も得られる有酸素運動としておすすめなのが「エアロバイク」です。室内で行う、自転車こぎです。

膝や腰の悪い高齢者でも、体重の負荷がなく行えます。歩くと転倒の危険がある高齢者も可能です。また、うつ病など、メンタル疾患で外出できない人も大丈夫。エアロバイクの機械は、高そうなイメージですが、ネットで検索すると1～2万円ほどで買えます。

途中、6～30秒の全力疾走を数回入れるのがコツです。体力のある人は30秒。体力のない人や高齢者の場合、自分にとっての全力疾走を6秒入れるだけで、運動効果を飛躍的に高めることができます。

【ベスト3　エアロビクスダンス】

「歩く、走る」「エアロバイク」は、「始めやすい」というメリットは大きいですが、「単調」で「つまらない」。また、脳トレ的な要素が少ないというデメリットもあります。

「脳を活性化する」メリットを得る運動として、「エアロビクスダンス」をおすすめします。両手、両足が異なる動きをする。インストラクターの指示で、随時、動作が変わるので、脳トレ的要素が大きい。リズムに合わせて踊るので「楽しい」。スタジオプログラムなので、いったん始めると、途中で抜けにくく、意志が弱い人も続けやすいなど、多くのメリットがあります。

エアロビクスは、スポーツジムだけではなく、カルチャーセンター、市区町村のスポーツセンター（体育館）のプログラムでも行われていますから、安価で参加することも可能です。

男性の中には、エアロビクスは女性が行うものというイメージを持つ人もいるかもしれませんが、ボクササイズや格闘技系のエアロビクスも、ジムのプログラムとして多く行われています。

以上、おすすめの有酸素運動ベスト3を紹介しましたが、結局のところ、自分がやってみて「楽しい」「おもしろい」運動を続けていくのがいちばんです。

おすすめの有酸素運動ベスト3

1　歩く、走る

・体力に合わせて始められる
・まずは1日20分でOK

2　エアロバイク

・膝や腰に負担をかけない
・家の中でできる

3　エアロビクスダンス

・運動しながら脳を活性化できる
・楽しい！

 気分が上がる有酸素運動を
探してみよう。

忙しくてもスキマ時間でできる運動法

　運動は大切。とはいえ、「仕事が忙しい」「運動が面倒くさい」という人がほとんどだと思います。そんな忙しいビジネスマンのために、スキマ時間で確実に効果が出る運動法を5つ紹介します。

【ベスト1　速歩きで通勤する】

「速歩き」をするだけで「中強度」の運動に相当します。ですから、あなたの通勤の「歩く」を「速歩き」に変える。それだけで、「1日20分の運動」になる、つまり、運動不足から脱出できるのです。

　仕事が終わったあとに、特別に時間をつくり出す必要はないのです。毎日の通勤時間を有効活用するだけで、最低限の運動はOK。寿命が4年半以上も延びる。こんな簡単で効果的な健康法はないでしょう。

【ベスト2　階段を上る】

　通勤途中には、駅や職場に階段があるはず。そこでエスカレーターを使わずに、すべて階段に代えるだけで、かなりの運動量となります。

　平地を歩くのと比べて階段の昇降は2〜3倍の運動量、エネルギー消費となります。さらに速足で階段を上ると、息が切れるほどの運動量になります。

　あなたの社内の移動も、エスカレーターやエレベーターを使わずに、2〜3階の移動は、すべて階段にする。1日すべて合わせると、かなりの運動量を追加できます。

【ベスト3　休憩時間にスクワット】

「有酸素運動＋筋トレ」が最高の運動法です。なので、日常生活の中に1日1分でも2分でもいいので、「筋トレ」を加えたい。

　器具を使わずに、どこでも短時間でできて、負荷も大きい筋トレ。それが、スクワットです。

　私は、1〜2時間座り仕事が続いたときは、いすから立ち上がり、スクワットを10回します。膝が直角になるくらい深くお尻を落とす。その深さで、10回きちんとスクワットを行うと、かなりの運動量です。1〜2分の運動ですが、ものすごい気分転換の効果が得られます。集中力もアップし、その後

の仕事が猛烈にはかどるのです。

　会社勤めの人でも、トイレ、非常階段、給湯室、会議室、コピー室など、人のいない場所で、すかさずスクワットを10回する。それだけで、かなりの運動です。

【ベスト4　外食ランチをする】

　私は、昼食はほとんど外食です。5～10分ほど離れたカフェや定食屋さんまで歩き、そこでご飯を食べます。重要なのは、「5～10分ほど離れた」ということ。これを「速歩き」で行うだけで、1日20分。1日の最低運動量を昼休みだけでクリアできます。

　弁当派の人は、弁当を持って会社近くの公園まで歩き、青空の下で弁当を食べるのがおすすめです。

【ベスト5　1駅歩きをする】

　帰宅途中、自分が降りる駅よりもひとつ前の駅で降りて、家まで歩く。「1駅歩き」もおすすめです。この場合も、「速歩き」で歩きましょう。

　1駅は、だいたい歩くと15～20分。遠すぎず、近すぎないちょうどいい距離です。

　このように、どんなに忙しい人でも、ちょっとした工夫で「運動時間」を簡単に捻出することができるのです。

「30分のジョギング」「1時間のジム通い」をしないと運動にならない、というのは間違った常識。最初は目標を「最低限の運動量」に設定する。たった「1日20分の速歩き」で、あなたは見違えるほど健康になります。

スキマ時間運動法

通勤時間
の速歩き　　　　　階段上り　　　　スクワット　　　　外食ランチ　　　　1駅歩き

忙しい人ほど、日常生活の中に
「運動時間」を捻出しよう。

EXERCISE 運動 33　有酸素運動と無酸素運動は、どちらが重要か

　有酸素運動と無酸素運動、どちらの運動をしたらいいですか？「運動」について必ず聞かれる質問のひとつ。結論からいえば、「両方」です。

　そもそも、有酸素運動と無酸素運動とは、どんな運動なのでしょうか。有酸素運動とは、ウォーキング、ジョギング、水泳、自転車こぎなど、呼吸しながら行う運動。

　無酸素運動は、筋トレ、ダッシュ、ウェイトトレーニング（ダンベル、重量挙げ）など、息を止めて行う運動です（以下、本書では無酸素運動をわかりやすく「筋トレ」と略す場合があります）。

　有酸素運動と筋トレでは、その効果が大きく違います。有酸素運動によって、BDNF（脳由来神経栄養因子）が分泌され脳が活性化し頭がよくなります。そして、成長ホルモンが分泌されると、脂肪を燃焼します。

　筋トレは、男性ホルモン「テストステロン」や成長ホルモンが分泌され、筋肉や骨を鍛える、基礎代謝を高めるなど、身体機能の基盤をつくり上げる効果があります。

　一昔前は、「有酸素運動で成長ホルモンが分泌される。筋トレではあまり成長ホルモンが出ない」「BDNFは有酸素運動で分泌される（筋トレではあまり分泌されない）」といわれました。しかし、最近の研究では、短時間のハードな筋トレで大量の成長ホルモン、そしてBDNFも分泌されることがわかっています。

　ざっくりいうと、有酸素運動も筋トレも、それぞれいいところだらけなので両方やるのがいちばんいいのです。

　さらに有酸素運動と筋トレを組み合わせることで、成長ホルモンの分泌を大きく増やし、脂肪燃焼効果や健康効果を何倍にも高めることが可能です。

「WHOの運動ガイドライン」でも、「1週間で中強度150分以上の有酸素運動」に加えて、「週2日またはそれ以上、大筋群を使う筋力トレーニングをすること」と書かれている。つまり、「有酸素運動と筋トレ、両方しなさい！」ということです。

では、有酸素運動と筋トレ、どちらを先にやるべきでしょうか？
答えは、「筋トレが先、有酸素運動があと」です。
強めの筋トレをすると、筋トレ直後から30分〜数時間、成長ホルモンの分泌が続きます。5〜10分程度の筋トレでも、成長ホルモンはかなり分泌されるので、有酸素運動の前に筋トレを行うことで、有酸素運動の開始初期から成長ホルモンによる脂肪燃焼効果が期待できます。

有酸素運動単独の場合は、20〜30分も継続して運動しないと十分な成長ホルモンが出ませんから、筋トレ＋有酸素と2つの運動を組み合わせることで、運動効率を大きくアップできます。

有酸素運動と無酸素運動（筋トレ）の違い

	有酸素運動	無酸素運動（筋トレ）
どんな運動？	呼吸しながら行える運動	息を止めて行う運動
具体的には？	ウォーキング、ジョギング、水泳、自転車こぎ	筋トレ、ダッシュ ウェイトトレーニング
ホルモン分泌	BDNF分泌 成長ホルモン分泌	テストステロン分泌 成長ホルモン分泌 （BDNF分泌）
特に大きな効果	脳を鍛える 感情の安定化	身体を鍛える 筋力アップ、骨の強化
ダイエット効果	脂肪燃焼	基礎代謝アップ
負荷	低〜中負荷	高負荷
必要な力	持久力（遅筋）	瞬発力（速筋）
必要時間	長時間	短時間

 スクワット後に、ウォーキング。
組み合わせ次第で、運動効率を最大化。

成長ホルモンのすごい効果

運動には、計り知れないメリットがあります。それを支えるものが「成長ホルモン」「BDNF」「テストステロン」です。これらの物質は、私たちを若々しく、そして脳のパフォーマンスや気分を改善し、スーパーマンにしてくれる。奇跡の物質といっていいでしょう。

まずは、「成長ホルモン」について解説します。

夜間の高速道路を走ると、いろんな場所で修復工事をしています。日中の激しい交通量で傷んだ道路を補修してリニューアルしているのです。このような、身体における「補修チーム」が、成長ホルモンです。

傷んだ細胞を修復し、新陳代謝を活発にして新しい細胞に入れ替える。疲労を回復し免疫力を高める。身体のインフラともいえる、筋肉や骨を強化し、いつまでも若々しい身体を維持する。「若返りの薬」「不老長寿の妙薬」が、成長ホルモンです。

逆にいうと、成長ホルモンが分泌されないとどうなるのでしょう。修復工事が行われない高速道路です。たちまちのうちに、道路はガタガタ、でこぼこになり、それを放置すると、大事故にもつながります。それが、運動不足の身体で起きていること。

成長ホルモンは、思春期から20代の頃は、何もしなくても勝手に分泌されます。しかし、30歳を超える頃には急激に減り、50歳を超える頃には微々たる量しか分泌されません。

若い人の肌がピチピチなのは、若いからではありません。成長ホルモンがたっぷり出てい

成長ホルモンの効果
1 脂肪の燃焼、ダイエット効果
2 筋肉をつくる、筋力アップ
3 骨を強くする
4 新陳代謝亢進、美肌効果
5 アンチエイジング効果
6 免疫力アップ
7 疲労回復効果
8 糖尿病予防

るから、肌がピチピチしているのです。中高年であっても、成長ホルモンがしっかりと分泌されていれば、肌も内臓も若い状態で保たれます。

　成長ホルモンを分泌させる方法は、2つしかありません。「睡眠」と「運動」です。しかし、どんなにぐっすり眠っても、睡眠中に分泌される成長ホルモンには限界があります。

　もっと、たくさん成長ホルモンを分泌したい。身体を若々しく保ちたいのなら、「運動」しかないのです。運動すればしただけ成長ホルモンは分泌されます。

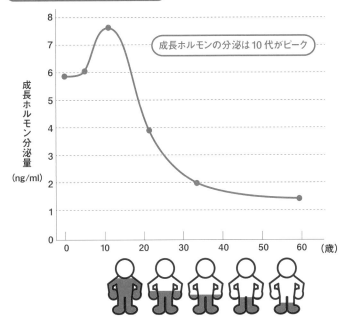

成長ホルモンの年齢別推移

成長ホルモン分泌量
（ng/ml）

成長ホルモンの分泌は10代がピーク

運動するだけで、肌も身体も若返る。

成長ホルモンを出す方法

奇跡のホルモンである「成長ホルモン」は、どのような運動をすれば分泌されるのでしょうか。

①運動すればするだけ出る

10年以上前の本には、「中強度以上の有酸素運動を30分以上続けると成長ホルモンが出る」と書かれています。しかし、最近の研究では、5〜10分の短時間の運動でも強度の低い運動でも、成長ホルモンが出ることがわかっています。ただし、量は少ないです。

また、有酸素運動に限らず無酸素運動（筋トレ）でも、かなりの成長ホルモンが出ます。高強度短時間の筋トレでは、有酸素運動よりも多くの成長ホルモンが、短時間で分泌されます。

あまり運動の種類、強度、時間にこだわらず、「運動すればするだけ成長ホルモンは出る」と考えていいでしょう。まずは、少しでも運動量を増やすことです。

②「つらい」「きつい」と成長ホルモンが出ている

成長ホルモンは、疲労物質（乳酸）に反応して、脳下垂体前葉から分泌されます。つまり、疲労物質が多ければ多いほど分泌しやすい。

運動強度でいうと、「軽度」よりも「ややきつい」くらいの中強度のほうが、分泌されやすい。ただし、有酸素運動をしようとしても、かなりつらい「強度」の運動では、無酸素運動になってしまうので、成長ホルモンの分泌は下がります。「ややきつい」を目標にするのがベストです。

③筋肉量が多い

同じ運動を同じ時間したとしても、筋肉量が多いほど、疲労物

質もたくさんつくられます。つまり、筋肉量が多いほど、成長ホルモンは出やすい。

ですから、筋肉量を増やす。普段の「筋トレ」が、成長ホルモンを十分に分泌させるためには不可欠と考えられます。

④空腹

成長ホルモンには、血糖値を上昇させる作用があります。つまり、空腹のときほど分泌されやすく、満腹の状態（血糖値が高い状態）では分泌が抑制されるのです。

ただし、あまりにも空腹な状態で、筋トレを行うと、筋肉（タンパク質）が分解されてエネルギーとして利用されてしまうので、トレーニング前の極端な空腹は避けるべき。その場合は、糖質やアミノ酸などを軽く補充したほうがいいでしょう。

食後2〜3時間くらいの状態が、血糖値が高すぎず、低すぎない。運動にちょうどよい時間帯といわれます。

⑤インターバルトレーニング

成長ホルモンを爆発的に出す方法は、強い強度の運動と軽い運動（短い休憩）とを反復して行うインターバルトレーニングです。詳しい内容については、140ページで解説します。

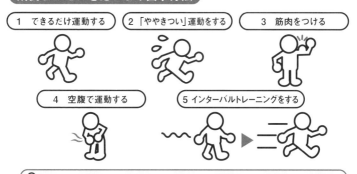

成長ホルモンをたっぷり出す方法

| 1 できるだけ運動する | 2 「ややきつい」運動をする | 3 筋肉をつける |

| 4 空腹で運動する | 5 インターバルトレーニングをする |

「しんどい」ときが、踏ん張りどき。
成長ホルモン分泌のチャンス。

最も脂肪燃焼する脈拍数は？

　ジョギングとウォーキング。ダイエットに効果的なのはどちらでしょう。
「ジョギングに決まっているだろう」と思うでしょうか。

　ダイエットに効果的、つまり「脂肪燃焼しやすい」運動は、速足のウォーキングです。多くの人は、「激しい運動をすればするほどやせやすい」と思っていますが、それは間違いです。
　同じ30分の時間、ジョギングした場合とウォーキングをした場合、消費カロリーはジョギングのほうが2倍ほど多いです。
　しかし、距離ベースで考えてみると、例えば、自宅から1駅前（3km前）で降りて、ジョギングで15分かけて帰ってきた場合と、速足で30分かけて帰ってきた場合とでは、消費カロリーは、ほぼ同じです。
　ランニングやジョギングなど、速いスピードで走るほど、脂肪燃焼は大きい気がしますが、逆です。有酸素運動では「脂肪」をエネルギーとして活用しますが、無酸素運動では「ブドウ糖」をエネルギーとして活用します。
「走る」は基本的には有酸素運動ですが、走る速さが速くなるほど、無酸素運動の要素が大きくなっていきます。

　脂肪とブドウ糖の燃焼の割合は、だいたいの目安として、
　ウォーキング　6対4
　ジョギング　　5対5
　ランニング　　4対6
といわれます。ランニングが最も脂肪燃焼しそうなものですが、実はウォーキングのほうが脂肪燃焼率は高いのです。

　また、運動の持続時間の問題があります。時速4キロで60分

歩くのは、健康な人であれば可能ですが、時速 8km で 30 分走り続けるのはかなりたいへん。きちんとトレーニングしている人、体力のある人でなければ難しいです。

ジョギング、ランニングは、運動習慣のない人には酷な運動で、定期的、長期に続けるのも難しい。可能な運動持続時間を考えると、やはり「ウォーキング」のほうが有利なのです。

利用されるエネルギー

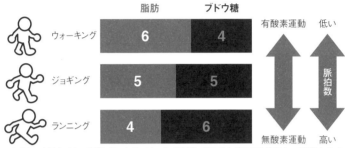

※あくまでも目安です。実際には、走るスピード、脈拍数、筋肉量などの個人差によって変化します。

それでは、最も脂肪燃焼する心拍数はどのくらいでしょうか？

最も脂肪燃焼しやすい心拍数の前後を、「中強度運動」と呼びます。

あなたにとって、最も脂肪燃焼しやすい「中強度運動」の心拍数を計算してみましょう。

中強度運動の心拍数の計算法

（A）安静時心拍数を計測する。
5 分以上安静にした状態で、1 分間の脈拍数を計測します。
（時計を見ながら手首の拍動数を数える）
（例：68 拍／分）

（B）最大心拍数を計算する。
最大心拍数（B）＝ 220 － 年齢
（例：年齢 54 歳とすると　220 － 54 ＝ 166）

（C）中強度の運動時の心拍数。
（B － A）× 0.5 ＋ A
例：（166 － 68）× 0.5 ＋ 68 ＝ 117

計算してみましたか?

この心拍数のときに、最も脂肪燃焼しやすい。つまり、普段の速歩きなども、この心拍数を目標に行うと、最もダイエット効果が高い運動ができるといえます。

スポーツジムにあるウォーキングマシンには、脈拍計がついていますので、「中強度運動の心拍数」になるように速足で歩いてみましょう。その速度で、1分ほど歩けば、「どの程度の運動量」かを、身体で覚えられます。

スマートウォッチを持っている方は、現在の脈拍数を表示できるので、普段、数字をチェックしながら歩くといいでしょう。

また会話が「できる」「できない」を基準に、運動効果がチェックできます。「ややきついけれども、なんとか会話ができる強度」が中強度運動といわれます。「会話ができない」ということは、無酸素運動の領域に入っているということです。

実際には、「ジョギングにならないけども、かなり速いスピードの速歩き」が、中強度運動です。

本書でも「中強度の運動」という言葉が何度も出てきます。一度は上記の計算をして、自分にとっての「中強度の運動」を体験

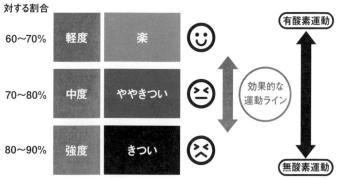

自覚的運動強度

最大心拍数に
　対する割合

60〜70%	軽度	楽	☺
70〜80%	中度	ややきつい	😆
80〜90%	強度	きつい	😣

効果的な
運動ライン

有酸素運動 ↕ 無酸素運動

しておくと、普段の運動が俄然、やりやすくなります。

　自覚的に「ややきつい」と感じる運動が中強度。成長ホルモンが出て「ダイエットによい」「健康によい」効果的な運動ラインです。

◎短時間の運動は無駄？

「成長ホルモンが分泌されるには、有酸素運動を 20 〜 30 分以上継続する必要がある。そのため脂肪燃焼するのは、運動を開始して 20 〜 30 分以後」と一昔前の本には書かれています。

　しかし、最近の研究では、10 分程度の軽い運動でも成長ホルモンは分泌されるし、脂肪も燃焼されることがわかっています。もちろん、ある程度の強度の運動と時間（20 〜 30 分以上）があったほうが、脂肪燃焼効果が大きく得られますが、「5 分」「10 分」といった短時間の細切れの運動でも、「ダイエット効果」や「（病気のリスクを下げる）健康効果」が得られるのです。

　また、掃除や洗濯などの家事も、そこそこの運動量があり、やはり「ダイエット効果」「健康効果」が得られるといいます。

　つまり、ダイエット（脂肪燃焼）のためには、まとまった運動をするのがベストではありますが、それができない場合は、5 分、10 分の短時間の運動やテキパキと家事をやるだけでも、それなりの効果は得られます。

　運動は、やればやっただけ、効果があるのです。

「脂肪燃焼しやすい」のは、
ジョギングより、速足のウォーキング。

運動すると頭がよくなる

「運動すると頭がよくなる」。これが運動の最大の効果だと思いますが、多くの人は運動の効果、目的を「ダイエット」としか思っていないので、続けられないし、始められないのです。

　有酸素運動をすることで、記憶力、集中力、学習能力、実行機能、創造性、発想力など、ほとんどの脳機能がアップすることが、多くの研究で示されています。

　それは、運動の最中、直後だけ得られるのではなく、運動を習慣にする人は、運動をしない日でも継続的に得られるので、受験生は、記憶力がアップして学校の成績がよくなる。社会人は、集中力や頭の回転がアップして仕事が効率的にこなせるようになる。仕事力の大幅アップです。そんな素晴らしいことが、週に数時間の運動で得られるのです。

　あなたのお子さんの成績を上げたければ運動させればいい。そして、あなたが仕事の成果を上げて、社内で評価され、昇進、昇給したければ、運動すればいいのです。

　運動すると頭がよくなる。学校の成績がアップするという研究はたくさんありますが、「ネーパーヴィルの奇跡」と呼ばれる実験を紹介します。毎日、始業前に体育の授業を1時限追加しただけで、その学区の子どもたちは全米トップクラスの成績に、さらに国際的な学力コンクールで世界1位をとったのです。

　運動すると、なぜ頭がよくなるのか？　それは、有酸素運動によってBDNF（脳由来神経栄養因子）が分泌されるからです。

　神経細胞の新生、生存、成長・シナプスの機能亢進など、脳細胞の増加と維持に不可欠な物質。脳を育てて成長させるために必要な脳の肥料が、BDNFです。

BDNFの作用、効果

1 新しい神経を つくる	海馬でのニューロン新生を促進 記憶力、学習能力の強化	頭がよくなる
2 神経と神経を つなげる	神経可塑性の亢進、シナプス形成を促進 脳のネットワーク形成を促進、強化 学習機能の強化 認知機能を促進、認知症予防	頭がよくなる
3 神経をダメージ から保護	神経細胞の保護、再生、生存 神経細胞死を阻止 脳の老化防止、認知症予防	老化防止
4 感情の安定化	うつ病、その他のメンタル疾患の予防、治療効果	メンタルの改善
5 食欲、血糖の 抑制	食欲中枢に働き食欲を調整する 血糖抑制、糖代謝改善、糖尿病予防	ダイエット効果

「頭の良し悪しは、生まれつき」という人がいますが、それは間違いです。きちんと運動すれば、あなたの頭はよくなります。若い人に限らず、60歳、70歳の高齢になってもそれはいえます。

BDNFを分泌させるには、ある程度強度の高い運動をしたほうがいい。日々の「速歩き」などの中強度の運動に加え、「やや強度の高い運動」を週に2～3回ほど追加すると、効果的にBDNFを出せると考えられます。

BDNFを分泌させる運動の特徴

・低強度の運動（ゆっくりとしたウォーキング）では、あまり分泌されない。
・より「強度の高い運動」で、分泌量が増える。
・長時間運動するほど、分泌量は増える。
・有酸素運動に限らず、きつめの筋トレでも分泌する。
・筋トレにおいては、「筋力アップトレーニング」よりも「筋肥大トレーニング」のほうが、より多く分泌する。
・隔日よりも、毎日の運動で、より出やすくなる。
・運動を習慣化することで、より出やすくなる。

 健康増進はもちろん、
脳機能アップにも運動習慣を。

頭がよくなる運動法は、「複雑」「変化」「臨機応変」

「運動で頭がよくなる」といいましたが、ウォーキングマシンでひたすら走り続けても、脳はある程度活性化するものの、「頭がよくなる効果」は大きくありません。

より多くのBDNFを分泌させ、「頭がよくなる効果」を最大化するためには、「有酸素運動＋脳トレ」が必要。単調な運動を続けてもダメなのです。

「複雑」「変化」「臨機応変」な運動ほど、効果が高いのです。

複雑な運動が脳を育てる！

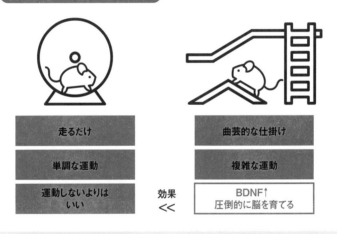

走るだけ	効果 <<	曲芸的な仕掛け
単調な運動		複雑な運動
運動しないよりはいい		BDNF↑ 圧倒的に脳を育てる

アメリカ・ソーク研究所の研究では、空き箱の中に1匹でマウスを入れて、餌を与える以外は何もさせずに放置。その後、探検用のトンネル、車輪、プール、さまざまな登る器具や遊び仲間がいる広い檻に移したところ、わずか45日で、海馬のボリュームが15％も増えました。

イリノイ大学の研究によると、マウスを2グループにわけて、1グループはただ走らせ、別のグループは障害物や平均台の上を歩かせるといった複雑な運動のトレーニングを2週間行いました。結果は、ただ走るだけのマウスでは変化はなかったものの、曲芸をしたマウスの小脳のBDNFは35％も増えました。

◎頭がよくなる運動法ベスト3

では人間の場合、具体的にどんな運動、スポーツをすると、頭がよくなるのでしょうか。

【ベスト3　より複雑なランニング】

まずは、ランニングについて考えてみましょう。室内のウォーキングマシンでただ走り続けるというのが、いちばん頭を使わない運動です。風景の変化もないし、単調です。同じ時間ランニングをするのなら、屋外を走ったほうがいいのです。

数年前から皇居ランニングが流行っています。一周5kmとちょうど走りやすい。ただし、同じランニングをするにしても、毎日同じコースを走っていては、脳の刺激が足りません。できれば、コースを変え、走ったことのない道を走ると、脳が刺激されます。

さらに都会のビルの谷間を走るよりも、自然の中で走るともっといいのです。気分が清々しく、風景にも変化が出ます。

自然の中といっても、街中の整備された公園を走るよりも、郊外や田舎の森林の中を走ったほうがいい。最もよいのは、整備されていない踏み分け道を走る「トレイルラン」です。倒木や石があり、一瞬一瞬に判断が必要とされる。原始人の野生の本能を呼びさまします。

『GO WILD（ゴー ワイルド）』では、最も健康的な運動習慣としてトレイルランが推奨されています。

（以上、ランニングと書きましたが、速足ウォーキングでもOK。自分の体力に合わせてスピードを調整してください）

より複雑に走ろう！

	単調	低い
（屋内）ウォーキングマシンで走る		
（屋外）外をランニング（同じコース）		脳トレ効果
いつもと違うコースを走る		
公園、自然の中を走る		
トレイルラン（道なき道を走る）	複雑	高い

【ベスト2　ダンス】

　高齢者でも無理なく行えて、複雑性が高く、脳トレ効果の高い運動は、「ダンス」です。

> 60〜94歳までの高齢者を半年間のダンスコース（週1時間）に通わせた研究では、流動性知能、短期記憶、衝動制御などの認知機能が13％向上、手の協調運動が8％上昇、姿勢保持やバランスが25％も向上しました。ダンスをしなかった対照群では、これらの機能はすべて低下していました。ダンスによって、運動機能と認知機能の両方が向上しました。

　ダンスの種類は、社交ダンス、タンゴ、ジャズダンス、サルサ、フォークダンス、フラダンスなど種類は問わず効果があるようです。ジムなどで行われている、エアロビクスダンスもよいでしょう。

　ペアダンスは、男性が音楽に合わせて踊る方向とステップをその場で臨機応変に変え、女性は男性が行ったリードを瞬時に理解して、正しいステップを選択する必要があります。いずれも、「臨機応変」さが必要とされます。

　また両手、両足がすべて異なる動きをする複雑な動き。数曲踊れば、かなりの運動量となり、有酸素運動の効果も高く、いいことずくめです。

　私の母親は、80歳を超えて「民謡舞踊」をやっています。曲によってすべて振り付けが異なるので、「覚えるのがたいへん」といっていますが、その「難しさ」が最高の脳トレとなるのです。

【ベスト1　格闘技、武道】

　脳によい運動として「格闘技・武道」も必ず挙げられます。両手、両足を使い、すべて異なる動きを行う。相手の攻撃をよけたり、受けたり、臨機応変さが絶対に必要とされます。筋トレと有酸素運動の両方の要素を含んでいるなど、いいことずくめです。

> 武術は発達障害にも効く
> NYのホフストラ大学の研究。8〜11歳までのADHD（注意欠陥・多動性障害）の少年のうち、週2回武術の稽古に通っている子どもは、普通の有酸素運動をしている子どもに比べて、行動と成績がいくつもの項目で大きく改善した（どちらのグループも、まったく運動しないグループに比べると劇的な改善を見せた）。
> 武術の稽古に参加している子どもは、そうでない子よりもきちんと宿題や予習をし、成績も上がり、規則もあまり破らなくなり、席を立ってかけまわることも減った。

　私は古武術を習っていますが、毎回新しい技が伝授され、それを２時間でマスターしないといけないので、ものすごく頭を使います。師匠の動きを見て学ぶ見取り稽古。ミラーニューロンが使われているでしょう。両手、両足の位置、力の入れ具合、姿勢、体重移動、歩法などを意識しながら、さらに相手の動き、周囲の状況に目配りする。圧倒的な集中力トレーニング。極めて高い脳トレ効果が得られていると、毎回、実感します。

　あと「体操」も武術に匹敵する技能運動として、脳トレ効果が高いとされます。お子さんを体操教室に通わせるのは、非常に意味があります。

　運動すると脳が活性化し、集中力、記憶力、学習能力が高まり、頭がよくなります。同じ時間運動するのであれば、より脳トレ効果の高い運動をすべきです。

　同じ運動、動作を淡々と繰り返すのではなく、あなたが今、行っている運動の中で、「複雑」「変化」「臨機応変」を増やすように工夫してください。

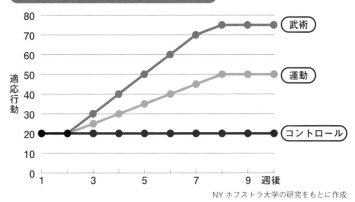

ADHD の子どもに対する武術の効果

（縦軸）適応行動：0, 10, 20, 30, 40, 50, 60, 70, 80
（横軸）週後：1, 3, 5, 7, 9

武術
運動
コントロール

NY ホフストラ大学の研究をもとに作成

せっかく運動するなら、
「有酸素運動＋脳トレ」効果を最大化。

テストステロンのすごい効果

　有酸素運動における最大のメリットが BDNF の分泌だとすると、筋トレ（無酸素運動）における最大のメリットは、「テストステロン」の分泌です（注）。

　男性ホルモンであるテストステロンは、筋肉や骨を強化する、男性機能や性欲の向上といった作用に加えて、やる気の向上、自信、積極性、闘争心とも関係しています。

テストステロンの作用、効果

筋肉がつき、マッチョになる	かっこよくなる。
モテる	目つき、顔つきが変わる。かっこいい体型になる。
ダイエット効果	筋肉量アップにより、基礎代謝が増える。 やせやすい体質になる。
転倒や骨折の予防	筋肉を増やす、骨を強くする。老化防止。
やる気の向上	仕事のパフォーマンス向上、男性更年期の予防。
仕事での成功	闘争心、自信がつき積極的、ポジティブになる。
男性機能、性欲の向上	ED、膣内射精障害などの予防、改善。
記憶力向上	認知症予防。 海馬でのテストステロン合成が記憶に影響。
老化防止、メタボ予防	一酸化窒素（NO）の分泌を促す。

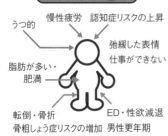

テストステロンの低い人

うつ的　慢性疲労　認知症リスクの上昇

弛緩した表情
仕事ができない

脂肪が多い・
肥満

転倒・骨折
骨粗しょう症リスクの増加　ED・性欲減退　男性更年期

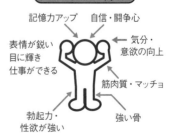

テストステロンの高い人

記憶力アップ　自信・闘争心

表情が鋭い
目に輝き
仕事ができる

気分・
意欲の向上

筋肉質・マッチョ

勃起力・
性欲が強い　強い骨

テストステロンを増やす方法

① 筋トレをする
② 睡眠不足にならない
③ お酒を飲みすぎない
④ 肥満を解消する（体脂肪を減らす）
⑤ 亜鉛、マグネシウム、ビタミンD
⑥ 糖質をとりすぎない
⑦ 太陽の光を浴びる、朝散歩
　（ビタミンDを増やす）
⑧ 過度なトレーニングは避ける

イギリス・ケンブリッジ大学の研究によると、金融街シティの株式トレーダーで普段より儲けられた人は、例外なく普段よりも男性ホルモン（テストステロン）が多く分泌されていました。

テストステロンが出ると、判断力や集中力が高まり、リスクをとる決断もしやすくなる。「ビジネスでの成功」とテストステロンは密接に関係しています。

テストステロンは、20〜30代をピークに40歳を超えると急速に低下していきます。40代になると気力、体力の低下を実感しますが、そのひとつの理由は「テストステロンの低下」にあります。

テストステロンが低下しすぎると「男性更年期」に陥り、性欲低下、ED（勃起障害）、意欲・やる気の低下、イライラ、集中力・記憶力の低下、疲れやすい、筋力低下、骨密度低下、睡眠障害など、さまざまな症状で苦しむことになります。

また、科学的エビデンスはありませんが、筋トレをすると「モテる」ようです。筋トレ伝道師 Testosterone 氏の本や、筋トレ推奨者の本には、必ず「筋トレをするとモテる」と書かれています。筋トレをすると、筋肉質になり引き締まる以外にも、表情や眼光もキリッと引き締まり、立ちふるまいなどにも、男性的な魅力があふれる。言葉や態度も積極的になり女性をリードできるようになる。すべてテストステロンの効果です。

睡眠不足、肥満、お酒の飲みすぎなどは、テストステロンを下げる原因となりますので、注意が必要です。

(注) 有酸素運動によってもテストステロンが分泌されることは報告されていますが、テストステロンの分泌量を継続的に増やしていくという意味において、テストステロンはほぼ「筋トレ」で出るといっていいでしょう。

 筋トレするだけで、人生は好転する。

女性や高齢者にも筋トレは必須

　筋トレによって男性ホルモンのひとつであるテストステロンが分泌されるとすると、女性にとって、筋トレのメリットはないのでしょうか？

　女性は女性ホルモンの影響もあって、筋肉がつくられづらい。つまり、筋肉量が少なくなりがちです。筋肉量が少ないとどうなるかというと、「冷え性」の原因となります。

　女性の7割は「冷え性」の悩みを持っています。そして、「冷え性」の根本的な原因は、筋肉量が少ないということです。

　人間の基礎代謝のうち、40％は筋肉が占めます。筋肉は、身体の中でも最も熱を産生する部位なのです。ですから、筋肉量が少ないと、熱産生が少なく、「冷え性」になりやすい。「冷え性」改善の根本治療は、筋肉量を増やすことです。

　また、筋肉が少ないと基礎代謝も低くなり、摂取カロリーを燃焼できなくなります。そこで、厳しい食事制限をすると、筋肉がエネルギーとして使われます。さらに、冷え性を防ごうと、脂肪を蓄積しようとします。

　そうすると、「太りやすい身体」「リバウンドしやすい身体」のできあがり。ダイエットしようとするほど太る悪循環です。ダイ

女性の筋トレのメリット

冷え性予防

基礎代謝アップ
ダイエット効果

美肌効果

引き締まった
ボディ

若返り効果

エットに成功したければ、筋肉をつけて基礎代謝を高めることが必要です。

筋トレによって「成長ホルモン」が分泌されますので、「美肌効果」「若返り効果」も得られます。健康的にダイエットしたい、健康的に美しくなりたいなら、女性も筋トレは必須です。

そして、筋トレが最も必要なのは、実は「高齢者」です。年齢とともに、筋肉量は減り、骨密度が下がり、特に女性の場合、骨粗しょう症は深刻です。

筋トレは、筋肉量を増やし（維持し）、骨を強化する作用があります。骨に負荷（重さ）がかかることで、骨はより強くなろうとするからです。

高齢者の場合、筋肉が弱って、転倒からの骨折。そうすると、いきなり「寝たきり」になってしまう方もいます。そうならないためには、筋肉量を維持、強い骨をつくることは必須。そのためにも、「筋トレ」は不可欠です。スクワットやダンベルを使ったトレーニングなど、年齢に合わせた筋トレでOK。

足腰が弱り、外出ができなくなると、一気に体力が衰えて、「要介護」「寝たきり」に向けて、一直線に進んでいきます。

運動能力を維持する。いつまでも、闊達に歩き回れる身体を維持し、健康寿命を延ばすために、高齢者ほど筋トレが必要です。

高齢者の筋トレのメリット

骨の強化
骨折予防　　筋肉維持
運動能力維持　　転倒予防　　腰痛改善
肩こり改善　　老化防止
若返り効果　　健康寿命を
延ばす

**筋トレは老若男女問わずメリットばかり。
スクワットからで OK。**

EXERCISE 運動 41 集中力をリセットして、1日を2倍にする方法

　ここまでは、主に「健康のための運動」について書いてきましたが、運動は「仕事術」「時間術」としても極めて有効です。忙しいビジネスマンほど、運動を習慣化して、仕事のパフォーマンスを高めるべきです。

　人間の集中力は、「朝」が最も高く、起床後の2〜3時間は「脳のゴールデンタイム」といわれます。その後、午後から夜に向けて、集中力は下がる一方。

　上手に休憩をはさむことで、ある程度の回復はするものの、脳は徐々に疲労し、集中力や作業効率は下がり続けます。そんな「集中力」や「作業効率」を完全にリセットする方法があります。それが「運動」です。

　夕方から夜の時間帯に、45〜60分の「中強度かそれ以上の有酸素運動」、あるいは「筋トレ＋有酸素運動」をすることで、脳が完全にリフレッシュします。有酸素運動によって、セロトニンやドーパミンなどの脳内物質のバランスが整う。30分も運動すると、集中力や記憶力に必須のドーパミンも分泌されますので、ほぼ「脳のゴールデンタイム」と同じ状態まで、脳を復活させることが可能です。

　私の場合は、夕方4〜6時くらいの間に運動を行うと、それ以後の時間帯、3〜4時間もの時間を「極めて高い集中状態」で、「質の高い仕事」をこなすことが可能となります。本の執筆のような

脳にいい運動量とは？

運動のしすぎ	適度な運動
運動後、ぐったりする	運動後、はつらつとする
運動後、眠たくなる	運動後、頭がさえわたる
運動後、何もできない	運動後、いろいろ活動できる
運動後、空腹感と猛烈な食欲に襲われる	運動後、不思議とお腹が減らない

高い集中力を要する仕事は、通常ですと１日３〜４時間が限度ですが、「運動」をはさむことによって、「脳のゴールデンタイム」を二度使うことができる。つまり、１日でほぼ２倍の仕事量、作業量をこなすことができるようになります。

仕事が終わって、帰宅後に語学や資格の勉強をしている人もいるでしょうが、仕事が終わった身体も頭もヘロヘロの状態では、まったくはかどらないはずです。そんなときには「運動」をはさむといいのです。

帰宅途中や帰宅直後にジムに行って汗を流すことで、運動後の数時間を「極めて高品質の勉強時間」に変換できます。

集中力をリセットする運動術は、ひとつだけ重要なポイントがあります。それは、「運動しすぎない」ことです。適度な運動強度、運動時間で行うこと。

通常、運動後は脳の血流が増えるのですが、運動強度や運動量が大きすぎると、筋肉の疲労を回復するために、脳よりも筋肉に血流、エネルギーが配分されてしまいます。過度の運動をすると、運動後にボーッとしたり、眠くなったりします。

私の場合45〜60分程度がちょうどよい運動量。それを超えると、運動後に頭も身体もヘロヘロとなり、むしろ集中力は下がり、仕事もはかどらないのです。何度か試しながら、運動後に自分の脳が「ベストのパフォーマンス」を発揮できる、最適の運動強度、運動量を発見してください。

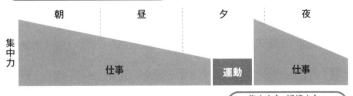

運動による、集中力リセット術

	朝	昼	夕	夜

集中力

仕事　運動　仕事

集中力↑　記憶力↑
学習機能↑　モチベーション↑

気分も脳も運動するだけで、
リセットできる。

メンタル疾患を治す、予防する運動療法

◎精神科医が「運動」の重要性を力説する理由

「樺沢さんは精神科医なのに、なぜそこまで運動の効果を強調するのですか？」という質問を時々いただきます。それは、運動によってメンタル疾患が予防できるから。運動によってメンタル疾患が治るからです。

うつ病などのいくつかのメンタル疾患において、運動は薬物療法と同程度かそれ以上の効果が認められる、という数多くの研究がありながら、ほとんどの患者さんはそれを知りません。また、運動によってメンタル疾患を高い確率で予防できるにもかかわらず、それを知らない人がほとんどです。

運動は、メンタル疾患の予防にも、治療にも絶大な効果がある！

これをきちんと科学的根拠も含めて語れるのは、精神科医しかいない。精神科医がやらずに、誰がやるのでしょうか。

◎運動でメンタル疾患が予防できる

オーストリアの大規模調査によると、運動をする習慣がまったくない人では、週に1〜2時間の運動をしている人に比べ、うつ病発症のリスクが44%増加していました。毎週1時間の運動により、うつ病の発症を12%抑制できることも明らかになりました。

100万人以上のデータを分析した国際的研究によると、有酸素運動の量によって被験者を3つのグループにわけたところ、運動量が最も少なかったグループは、最も多いグループよりもうつ病を患う確率が約75%も高かった。中間のグループについては、最も運動量の多いグループよりもうつ病になる確率は約25%高かったのです。運動不足は、うつ病のリスクを猛烈に高めるのです。

フィンランドの研究では、中年期から少し汗をかく程度の運動を週に2回以上、20〜30分行うことで20年後にアルツハイマー

型認知症になるリスクが３分の１に減少した、という有名な研究があります。

運動すると、たった10分の運動で、セロトニン、ノルアドレナリン、ドーパミンなどの脳内物質がすべて補充されるのです。定期的に運動していれば、メンタル疾患になるリスクを大きく減らすことができるのは、間違いありません。

◎運動でメンタル疾患が治る

運動には、メンタル疾患の予防効果だけではなく、絶大な治療効果があります。どのくらい効くのかというと、うつ病の場合は「運動療法は薬物療法と同程度か、それ以上の効果がある」ことが、多くの研究によって裏付けられています。

運動療法では有名な Blumenthal と Baybak の研究を紹介します。うつ病患者を対象に運動療法を実施、４カ月後の実験終了時には、運動療法（寛解率60.4％）は薬物療法（65.5％）よりやや劣っていましたが、６カ月後のフォローアップ評価では、運動療法が圧勝し、再発率は極めて

メンタル疾患に運動が効く理由

① 運動が睡眠の質を改善する
② BDNF が分泌される（気分の改善、抗うつ効果）
③ ストレスホルモンを低下させる
④ セロトニンを活性化する
⑤ ドーパミン、ノルアドレナリンが分泌される

(仮説を含む)

運動療法は、薬物療法より効果がある

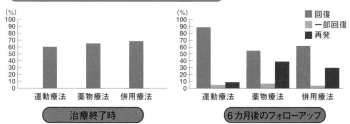

うつ病患者を対象に、運動療法（ウォーキング、ジョギングを30分、最大心拍数の70〜85％を週3回、4カ月継続）
>治療終了時の生データは、運動療法で60.4％、
　薬物療法で65.5％、併用療法で68.8％

Blumenthal,1999、Baybak, 2001 をもとに作成

低い結果となりました。薬物療法では、再発率は30％を超えていました。

「運動療法をきちんと行えば、メンタル疾患は治る！」ということ。特に、運動療法は再発率が低いことが特徴なので、今、寛解している方も、運動することに大きな意味があります。

運動療法の効果が認められている疾患は、表の通り。この表に掲載されていない疾患は、まだ研究が十分進んでいないというだけで、今後、効果が科学的に認められる可能性は高いでしょう。

運動によって「睡眠の改善」と「感情の安定化」が認められますので、運動療法はほとんどのメンタル疾患、そしてメンタル疾患になる直前の「未病」の段階にも、効果があると考えられます。

運動療法の効果があるメンタル疾患

効果あり[1]	うつ病、認知症、 不安障害、パニック障害
補助的な効果あり[2]	注意欠陥・多動性障害（ADHD）、 双極性障害、統合失調症

1）運動は薬物療法と並ぶか、（薬物療法に）先立つ初期の治療として
　認められている疾患
2）療養の補助として運動療法の効果がある疾患

運動療法のすごいメリット

① 薬物療法と同等かそれ以上の効果
　（いくつかの疾患において）
② 再発率が極めて低い
③ 副作用がない
④ ほとんどの患者に適応可能
⑤ 根治的（直接神経細胞を変化させる
　から）
⑥ 自信、達成感が強い（患者本人が自
　分で治したという自信を持つ）
⑦ 主治医の技量、経験と無関係

『運動は心に効くか』（村上宣寛）を参考に著者が作成

では、メンタル疾患を治療するには、どんな運動をどれだけすればいいのか？

現時点で世界的に統一された運動療法の定式はないものの、いくつかの論文を平均すると表のようになります。

「中強度の有酸素運動」だが、「ややきつい速足」よりも、もう少

し強度強めの「ジョギング」。「1回45〜60分」を週3回。あるいは週5回まで増やすと効果が大きい。持続期間としては、3カ月以上。

治療のための運動なので、90ページで紹介した「病気を予防する運動量」「運動不足を防ぐ運動量」よりも、「ややきつめ」「やや長め」「頻度多め」になっています。

とはいえ、メンタル疾患の患者さんが、いきなりこの運動量でスタートするのは難しいので、まずは「15〜30分の朝散歩」からスタートして、徐々に強度を上げていくのがいいでしょう。

メンタル疾患の運動療法としては「有酸素運動」についてのエビデンスが強いものの、「筋トレ」の効果を示す報告も増えています。筋トレをする余裕、体力がある人は、本書でおすすめしている「筋トレ＋有酸素運動」に発展させてもいいでしょう。

メンタル疾患の患者さんが、自分ひとりで定期的に運動を続けるのは難しいものです。精神科のデイケア（デイサービス）で、運動療法のプログラムを行っている施設が増えています。そこに通所して、運動療法を受けるのはとてもいいことです。運動療法をしたいという方は、精神科の主治医やソーシャルワーカーに相談してみましょう。

運動をひとりで続けるのは難しい。指導者や仲間がいるとそれだけで運動は続けやすくなります。

運動療法プログラムの一例

| 中強度の運度（最大心拍数70〜85%） | 週3回以上 |
| 1回45〜60分 | 3カ月以上継続 |

運動するだけで、うつ病は治せる。
朝15分、外を歩くところから。

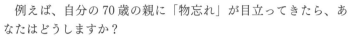

「物忘れ」は早期発見と運動で治る

　例えば、自分の70歳の親に「物忘れ」が目立ってきたら、あなたはどうしますか？

A　脳の老化は防げない。「物忘れ」は治らないので、様子を見る。

B　すぐに精神科を受診させる。

　精神科の外来に、認知症がかなり進行したお年寄りが家族に連れてこられます。「なぜ、もっと早く受診しないのですか？」と質問すると、「どうせ物忘れは治らないので、病院に行っても意味がない」といいます。

　20年前の常識では、「認知症は防げない、治らない」といわれていましたが、最近では「初期の"物忘れ"は治る」「認知症の進行を遅らせることもできる」というのが、新常識です。

　どうやって進行を防ぐのか？　それは、「運動」によってです。「運動」によって、認知症は予防できるし、かなりの治療効果も期待できます。

◎認知症は予防可能！　MCI（軽度認知障害）で食い止める

　健康な人が、ある日突然、認知症になることはありません。物忘れが徐々に進行して、何年もかけて認知症になります。この「健康」と「認知症」の間の状態が、軽度認知障害（MCI、Mild Cognitive Impairment）と呼ばれます。「健康」→「MCI」→「認知症」と、段階的に進行するのです。

　認知症は600万人。そして、MCIは400万人もいます。高齢者(65歳以上)の4人にひとりが、認知症かMCIなのです。

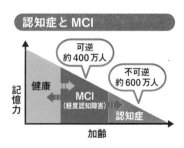

認知症と MCI

可逆
約400万人

不可逆
約600万人

健康

記憶力

MCI
（軽度認知障害）

認知症

加齢

　重要なのは、MCIは「可逆性」である。つまり、がんばれば「健康」に戻ることが可能ということです。MCIを放置して、いったん「認知症」を発病すると、あとは進行するだけで、もとの状態に戻ることはほぼ困難になります。

「物忘れは、老化だから治らない」と思っている人が多い。しかし、最新の研究では「物忘れ」であっても「軽度の物忘れ」、つまりMCIであれば「運動」をしっかりやれば、物忘れは改善し、普通の状態に戻れることが常識となりつつあります。

　ざっくりいえば、MCIは治ります。MCIで踏みとどまれば、認知症は予防できるのです。

◎認知症の症状は多彩

　認知症の症状は、一言でいうと「物忘れ」ですが、実際には非常に多彩です。高齢者に注意してほしい症状として「MCI、認知症を早期発見する症状一覧」をまとめました。一覧にある症状が複数認められる場合は、精神科の「物忘れ外来」など病院を受診したほうがいいでしょう。

MCI、認知症を早期発見する症状一覧

- 同じことを何度も話す・質問する
- 物の置き忘れが増え、よく捜し物をしている
- 以前はできた料理や買い物に手間取る
  （料理ができない、鍋をこがす、味付けがおかしい）
- お金の管理ができない
  （おつりの計算ができない）
- 身だしなみがおかしい
  （服装がちぐはぐ、化粧やひげ剃りが適当）

- 今、電話した相手の名前がいえない
- 今日の年月日、曜日がいえない
- 約束した出来事をすっぽかす
- ニュースなど周りの出来事に関心がない
- 意欲がなく、趣味・活動をやめた
- 怒りっぽくなった、疑い深くなった

「軽度の物忘れは治る」が新常識。
運動で食い止める！

「物忘れ」を治す運動法

　家族が、認知症やMCIになった場合、どうしたらいいのでしょう?

　あなたができることは、「運動」をサポートすることです。

◎一緒に散歩する

　家族が認知症になった場合、あなたがすべきことは、毎日、一緒に散歩することです。できれば20分以上がいいのですが、5分でも10分でもいいです。

　本人に「散歩に行くのがいい」といってもまずやらないので、「一緒に散歩に行く」ことが重要です。

　認知症になる方のほとんどが「運動不足」です。高齢者の多くは、「膝が痛い」「腰が痛い」といい、外出しようとしません。そんな「運動不足」(運動量ゼロ)が認知症リスクを一気に高めます。

　1日1回、外に連れ出すだけで、認知症の予防効果、改善効果が期待できます。1日1回外に連れ出せば、認知症のリスクは半分以下に減ります。MCIの高齢者も、改善が期待できます。

　膝が悪い方の場合は、数十メートル歩くだけでも、本人は息切れするかもしれません。本人にとっては、かなりいい運動です。

◎ただの運動よりもデュアルタスク

　普通の散歩よりも数倍効果が得られる運動法があります。それが「デュアルタスクトレーニング」です。精神医学の世界では、認知症の予防と治療に効果がある奇跡の治療法として極めて注目されています。

　デュアルタスクとは、「二重課題」ともいい、2つのことを同時に行うこと。ウォーキングをしながら「100から3ずつ引いていく」。あるいは、2〜3人で「しりとり」をしながら、歩いてもらう。

　ちょっとした計算やクイズのような「脳トレ(認知トレーニン

グ）」と「運動」を組み合わせたものが、「デュアルタスクトレーニング」です。

　単純な「運動」と比べて、「デュアルタスクトレーニング」では脳の血流量が大幅にアップしますので、通常の運動の数倍の効果が期待されます。

「デュアルタスクトレーニング」での運動量は「汗がにじむほどの運動量（やや速足）」で脳トレは「難しすぎない」程度が、最も効果的といわれます。運動量をハードにしすぎたり、課題を難しくしすぎたりしないほうがいい。「無理なくできる」ほうが、長く続けられ、効果が最大化します。

「デュアルタスクトレーニング」による、認知症の予防効果、MCIや認知症の改善効果の報告が多数出ています。

　現在、多くのデイサービスセンターで「デュアルタスクトレーニング」を取り入れています。「地域名　デュアルタスクトレーニング」で検索して調べてみてください。

デュアルタスクトレーニングの具体例

計算	・100から3ずつ引き算する ・100から7ずつ引き算する ・1に9を足していく	クイズ系	・「野菜」「動物」の名前を順にいう ・山手線の駅の名前をいう ・47都道府県をいう ・「あ」から始まる言葉をいう
頭の体操系	・しりとり ・俳句や川柳をつくる	運動系	・スクエアステップ（決められた番号順に、マス目のステップを踏む） ・3の倍数で拍手 ・1人じゃんけん（左手に勝つように右手を出す） ・「草かんむり」の漢字を指で宙に書く

以上の認知トレーニングを、「歩きながら」「足踏みしながら」など、運動しながら行う。

 「デュアルタスクトレーニング」の動画を家族と一緒に見てみよう。

1時間座り続けると、平均余命が22分縮む

　仕事時間の大部分を座ったままという人は多いと思いますが、ものすごく健康に悪いので注意してください。

　WHOは、「"座って動かない生活"は肥満や糖尿病、高血圧、がんなどの病気を誘発し、世界で年間200万人の死因になっている」と発表しました（2011年）。

　世界20カ国の平均座位時間を調べたところ、世界平均の5時間に対し、日本人は7時間と世界最長。世界で最も「座りすぎ」の国が日本です。

世界20カ国の平均の総座位時間

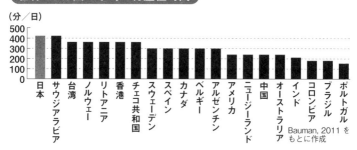

Bauman, 2011を
もとに作成

　シドニー大学の研究によると、1日に座っている時間が4時間未満の人と比べ、8〜11時間の人は、死亡リスクが15％増。11時間以上の人は40％も死亡リスクが高まりました。同研究者によると「テレビをじっと座って見続けると、1時間ごとに平均余命が22分間短くなると推定される」とのこと。

　アメリカUCLAの研究では、座っている時間が長い人ほど、内側側頭葉が薄くなり、認知機能が低下し、アルツハイマー病など認知症のリスクが高まります。

　30分座り続けると、血流速度は70％も低下します。いわゆる血液「ドロドロ」状態となり、血管が詰まりやすくなり、高血圧

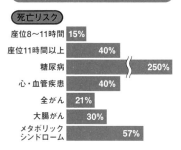

座りすぎは、健康にものすごく悪い

死亡リスク

座位8〜11時間	15%
座位11時間以上	40%
糖尿病	250%
心・血管疾患	40%
全がん	21%
大腸がん	30%
メタボリックシンドローム	57%

や動脈硬化が進行し、心筋梗塞や狭心症、脳梗塞のリスクが高まります。また、糖尿病のリスクは2.5倍に、がんのリスクは21％も高まります。このように「座りすぎ」は、ほとんどの生活習慣病のリスクと死亡率を大きく高めます。

これらの「座りすぎ」による健康の悪影響は、定期的な運動によっても相殺できないといいます。つまり、せっかく週150分以上運動していたとしても、「座りすぎ」の人は、生活習慣病のリスクが高いまま。普段の運動効果のメリットが得られないので、とてもやっかいです。

WHOの運動ガイドラインでも「軽い運動を行い、長時間座り続けるのを避ける」と明記されており、「長時間座り続けない」というのは、健康のために必須の習慣となります。

ユタ大学の研究によると、1時間ごとに2分の運動を行った場合、常に座り続けていた人と比べて死亡率が33％も減少することがわかりました。

15分以上座り続けると、認知能力と集中力が低下し、作業効率が落ちるという研究もあります。座り続けることは、仕事のパフォーマンスも下げるのです。1時間に最低でも2分は立ち上がり、「歩く」などの軽い運動をする。可能であれば、15分に1回は立つことで、仕事のパフォーマンス低下を防ぐことができます。

2分でできる健康法

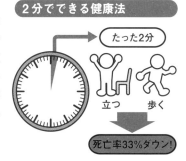

たった2分

立つ　歩く

死亡率33%ダウン!

"世界一座りっぱなし"の日本人。
まずは1時間に「2分」立つことから。

EXERCISE
運動 46
「座りすぎ」を防ぐ方法

　仕事中や日常のちょっとした工夫で、「座りすぎ」を防ぐことができます。

①立ってできる仕事は立って行う

「書類に目を通す」「アイデアを考える」など、立ってできる仕事は、立って行うようにするだけでも、「座りすぎ」を減らすことができます。私の場合は、原稿を印刷してチェックするときは、「立ち上がる」あるいは「部屋の中を歩きながら」していますが、明らかにパフォーマンスが上がります。

　会議や打ち合わせを、立ったまま行うのもいい方法です。「立つ」ことで、前頭葉が活性化し、集中力やワーキングメモリ（作業記憶）を高めるという報告があります。

②休憩時間は立って過ごす

　休憩時間は、せめて座らない。立って過ごすことで、「座りすぎ」を予防し、「集中力の改善効果」によって、休憩後の仕事のパフォーマンスをアップできます。立ちながら、他の人とおしゃべりするのもいいでしょう。「座ってのんびりするのが休憩」というのが従来のイメージ。健康にいい、パフォーマンスを高める休憩は、せめて「休憩時間は立つ、歩く」です。

③フットワーク軽く動く

　部下にコピーを頼む。用事があるときは、呼びつける。連絡があるときに、メールですます。自分でやれば、すべて「運動のチャンス」。座り続ければ、パフォーマンスの低下。なんでも人に頼んだり、メールですまさずに、直接自分で動いたほうが早い場合もあるし、「運動」による気分転換効果も得られます。仕事中、フッ

トワーク軽く動くことで、「座りすぎ」を防ぐことができます。

④スタンディングデスクの活用

　近年、スタンディングデスクの効果が報告され、スタンディングデスクが注目されています。スタンディングデスク(立ち机)は、立ったまま仕事ができる高さの机のこと。電動で高さを変えられるタイプもあります。

　スタンディングデスクは、仕事のパフォーマンスアップに効果がないという研究もあります。長時間立ち続けて仕事をすれば、それは「疲労」にもつながりますから、パフォーマンスが上がらないのは当然の話。

「座りすぎ」の防止のためのスタンディングデスク。時々、立って仕事をするスタイルが、健康的にも、仕事のパフォーマンス的にもいいといえるのです。

⑤テレビを見すぎない

　仕事中に座りっぱなし。家に帰っても座りっぱなしだと、「座りすぎ」に拍車がかかります。テレビ視聴時間が1時間以下の人と比べて、テレビ視聴時間が3時間以上の人は、死亡率が3倍になるという研究があります。

　テレビはラクな姿勢で見るので、座り続けるのと同様に健康に悪いのです。テレビやゲームなど、座り続ける娯楽はほどほどにするべきです。

座りすぎを防ぐ方法

立ってできる　　休憩時間は　　休憩時間の　　フットワーク　　スタンディング　　長時間の
仕事は立ってする　立って過ごす　座りスマホ　　軽く動く　　　デスク　　　　テレビ視聴

誰かに頼んでいた仕事をひとつ、フットワーク軽くこなしてみよう。

あなたの運動が続かない理由

　ここまで読んだあなたは、運動の重要性を理解し、ものすごく「運動をしたい」と思っているはずです。しかし、実際に運動を始めてみると、「運動が続けられない」という壁に突き当たるはずです。

「フィット・リブ」調べ、「運動習慣に関する調査」（対象：女性、250人）によると、約7割の女性が「運動に挫折した経験あり」と答えています。「運動を始めて以来、続けている」と答えた人は、わずか13.6％でした。

　運動において、最もたいへんなのは「続ける」ということ。そのためには、まず「あなたの運動が続かない理由」を知る必要があります。

①運動がつらい

　運動が続けられない最大の理由は、「つらい」こと。

　人間、「楽しい」ことは続けられますが、「つらい」ことは続けられません。「楽しい」とドーパミンが出て、「つらい」「苦しい」とストレスホルモンが出ます。ほとんどの人は、運動を「つらい」「苦しい」と思っているから続けられません。「運動がつらい」を「運動は楽しい」に変換できれば、運動は継続できます。

②ダイエットが目的

　ダイエットを目的にして運動をすると続けられません。なぜならば、ダイエット効果は簡単に出ないから。1カ月、ジョギングをしても体重が1キロも減らない。「こんなにがんばっているのに、全然効果が出ていない」とガッカリするはず。

　目標を設定するとモチベーション物質、ドーパミンが出ますが、1～3カ月以内にある程度の結果が出ないと、ドーパミンは持続

しません。つまり、モチベーションが続かないのです。

③ひとりでやっている

　ジョギングのように自分ひとりでやる運動は、「いつでも始められる」反面、「いつでもやめられる」のです。「面倒くさいから、今日はやめた」が、2〜3日続くと、それで終わってしまいます。

④目標が大きすぎる

「運動しよう」と思い立った人は、「毎日30分ジョギングする」のような、大きな目標を設定する傾向があります。今まで運動していなかった人が、いきなり30分のジョギングを始めたら、「こんなつらいこと、もうやめたい」と思うのは当然です。「1日15分のウォーキング」など、確実にクリアできる「小さな目標」からスタートするのがちょうどいいのです。

⑤効果的な運動に飛びつく

　最近、効果的なトレーニングとしてHIITというサーキットトレーニングが注目されていますが、やってみるとものすごくたいへんです。運動習慣のない人が、いきなり「効果的な運動」「ベストの運動」を目指すのは無理があります。

　運動習慣がしっかりとできてから、より運動強度の高い「ベストの運動」を目指すべきです。

あなたの運動が続かない理由

つらい！
もう嫌だ！

やせたい

毎日ジョギング
30分！

どうせやるなら
ベストの方法で

つらい　　ダイエット目的　　ひとりで
やっている　　目標が
大きすぎる　　効果的な方法に
飛びつく

「続かない理由」を
ひとつずつ攻略することから。

運動を続ける方法

　運動が続かない理由が明確になった今、この理由をひとつずつ潰していけば、運動が続けられるようになります。

①楽しい運動を発見する

「苦しい」とやめたくなり、「楽しい」と長続きします。つまり、自分にとって「楽しい」運動、スポーツを見つけて取り組めば、誰でも運動を続けることができます。いろいろな運動の中から、自分の好みに合った「楽しい」「おもしろい」運動を発見することが必須です。

②ひとりでやらない

　よほど根気のある人を除き、ひとりで運動を始めても、たいていは挫折します。ですから、誰かと一緒に始めるといい。夫婦で、友達と、恋人と一緒に。夫婦でスポーツジムに通う、というのは最高の習慣だと思います。

　一緒にやることで、励まし合うこともできる。「つらい」「苦しい」を、はるかに乗り越えやすいのです。

③つながり、コミュニティを楽しむ

「ひとりでやる」のが苦手な人は、球技やチームスポーツなどがいいでしょう。ひとりでは無理でも、「仲間」がいると圧倒的に続けやすい。

　チームスポーツは、チームワークも重要になってきますので、続けるほど「つながり」が強まっていく。自分は「チームの一員だ」「チームの役に立っている」という帰属意識も継続には重要です。

　あるいは、スポーツジムでも、会員同士の交流を促す交流会やパーティーなどのイベントを定期的に開催しているところもあります。ジムで友達や仲間ができると、運動とは別な意味で「ジム

に行きたい」というモチベーションが生まれます。

④爽快感を意識する

運動が終わったあとに、「ああ、今日も最高のトレーニングができた！」とつぶやいてください。それだけで、運動に対するモチベーションがまったく変わります。

運動をやっている最中は、「きつい」「苦しい」のですが、終わったあとは、誰でも「爽快感」「達成感」に包まれるはずです。「今日はいい汗流したなぁ」。私は、ジムからの帰り道、そんなひとり言をいいながら、運動の楽しさを毎回、かみしめています。

⑤記録する

運動に限らず、何かを続けたいと思ったら「記録」することが重要です。トレーニングの成果を数字で見るだけで、モチベーションがアップします。

スマホの「万歩計」のような無料アプリを入れておくと、毎日の「移動距離」「歩数」が、自動的に記録されます。

スマートウォッチを活用すると、さらに詳しく運動量、消費カロリー、歩数、脈拍などをリアルタイムで表示、記録してくれます。毎日、必要な運動量や歩数をクリアできているか一目でわかるので便利です。

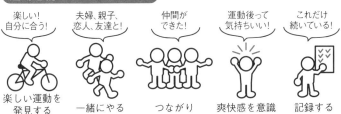

運動を続けるコツは？

楽しい！自分に合う！	夫婦、親子、恋人、友達と！	仲間ができた！	運動後って気持ちいい！	これだけ続いている！
楽しい運動を発見する	一緒にやる	つながり	爽快感を意識	記録する

誰かと一緒に、楽しみながら。
「続けること」が究極の成功法則。

ヨガや太極拳は健康にいいのか？

「ヨガ、太極拳、ストレッチなどは健康になりますか？　科学的エビデンスはありますか？」といった質問もよくあります。

【ヨガの効果】

ヨガの呼吸法には、ストレスと不安を軽減する効果があります。60分間のヨガで、鎮静効果を持つ脳内物質、GABA（ガンマアミノ酪酸）の濃度が27％アップしました。ハーバード大学の研究では、ヨガを行うと血圧が低下し、コレステロール値、心拍数が改善されました。骨盤や背骨周辺のインナーマッスルを鍛え、身体の歪みを正すことで腰痛や関節痛の緩和などの効果も期待されます。

【太極拳の効果】

メキシコでの太極拳とウォーキングを比較した研究によると、太極拳はウォーキングよりも「血圧を下げる」「コレステロールを下げる」「高い抗酸化作用」が認められました。

他にも、筋力維持や協調運動、柔軟性の改善による転倒予防効果、関節炎や関節拘縮の予防、改善効果。睡眠の改善、うつ病の予防、改善効果などが報告されています。

【ストレッチの効果】

ストレッチに生活習慣病を予防するようなエビデンスが十分にあるとはいえません。また、運動前のストレッチにより、筋力や瞬発力が低下するという研究もあります。

では、やっても意味がないのかというとそうではない。運動後や夜間にストレッチを行うことで、「柔軟性」を高める効果が期待できます。柔軟性を高めることで、ケガや転倒などの予防に役立つと期待されますが、具体的にどこまで効果があるのかという

詳しい研究は十分ではないようです。

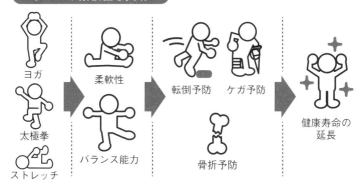

バランスや柔軟性も大切

ヨガ
太極拳
ストレッチ
柔軟性
バランス能力
転倒予防　ケガ予防
骨折予防
健康寿命の
延長

　WHOの運動ガイドラインによると、65歳以上の高齢者の場合「運動制限を伴う場合は、バランス能力を向上させ転倒を防ぐための身体活動を週3日以上行うこと」と書かれています。高齢者においては、バランス能力を向上させる運動が重要ということ。
　ヨガ、太極拳、ストレッチなどには、バランスや柔軟性を高める効果が期待されます。高齢者にも取り組みやすい運動としておすすめです。

　よく「この運動は科学的エビデンスがありますか？」という質問がきますが、最近の運動に関する研究を大まかに総括すると、「動けば、動いただけ健康」といえます。効果があるか悩んでいる間に、まずはやってみればいいのです。
「自分の体力や限界を超えた運動」などを別とすると、どんな運動でも「気持ちよく汗が流れる運動」であれば、やった分だけ健康にプラスになると考えていいでしょう。
「より効果的な運動は何か？」というのは、週2〜3時間の運動習慣ができてから、考えても遅くはないのです。

動けば、動いただけ効果がある。
まずは週2〜3時間の運動習慣を。

運動のしすぎは健康に悪い

　運動量は多ければ多いほどいい。「毎日運動するのがいちばん健康！」と思っている人が多いですが、それは間違いです。

　オックスフォード大学の100万人以上の女性を対象にした大規模な調査研究（9年間追跡、平均年齢55歳）によると、運動を毎日行う人は、心臓病や脳血管疾患のリスクが高まることがわかりました。特に脳血管疾患においては、「毎日」激しい運動する人は、「週1回」激しい運動をする人よりも、発症リスクが高かったのです。

　激しい運動を毎日行うと、「健康によい」どころか「健康に悪い」のです。

毎日の運動は健康に悪い

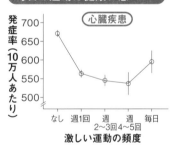

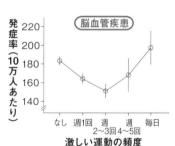

Circulation.2015 Feb24;131(8):721-9をもとに作成

　運動するとテストステロンが分泌されさまざまな効果が得られますが、ランニングの場合、走行距離が月120キロを超えると、テストステロンの分泌がどんどん減っていきます。200キロを超えると、運動しない人よりも低いレベルになってしまいます。テストステロンが下がりすぎると、性欲低下、勃起障害、意欲の低下、うつ症状などが出る場合もあります。

　また、200キロを超えるランニングは、ケガなどのリスクも急激に高まります。ランナーの場合、健康的な走行距離は月120キロ。200キロを超えると走りすぎということになります。

運動のしすぎによって、
・心臓疾患、脳血管疾患のリスクを高める
・テストステロン（男性ホルモン）の減少
・活性酸素によって老化が進む
・免疫力が低下する
・骨疲労によって骨折のリスクを高める
　などの弊害があらわれます。

　毎日、強い強度の運動をすると、「運動による健康効果」が得られるどころか、「運動不足」の人よりも不健康になる可能性もある。
　年齢、体力、体型、今までの運動習慣などによって、その人の適切な運動量は変化しますが、「無理してまで、毎日激しい運動をする」のは、健康によくないのです。

　アメリカ疾病管理予防センター（CDC）が推奨するのは、軽めの運動であれば成人で週に5時間、負荷の大きな運動の場合は2.5時間までとされます。
　中国・山東大学の研究では、運動時間が長くなるほど死亡リスクが低下するものの、週300分と週1500分とでは、死亡リスク低減効果に差がないという結果に。
　どこまで運動すればいいのかということでいうと、週300分（5時間）というのがひとつの目安となるでしょう。
　以上、まとめると、「健康目的」という点では、激しい運動は毎日行わない。強度の強い運動は多くても週5時間まで。運動のしすぎによって、せっかくの「健康効果」が抹消されてしまっては、本末転倒です。

 **健康になりたいなら、
激しい運動は週5時間まで。**

運動は何時にすればいいのか？

「運動は何時にするのがいいですか？」。これも運動に関して、必ず出る質問のひとつです。「運動に向く時間帯」「運動に向かない時間帯」について、既存の知識をまとめておきましょう。

◎運動に向く時間帯

【午前中】

　朝から昼に向けて、副交感神経から交感神経に切り替わり、交感神経が優位になる時間帯です。脂肪の分解や燃焼の効果もアップしていきます。

　自律神経が弱まっている人の場合、副交感神経から交感神経への切り替えを促す意味でも、午前中の運動はいいといえます。

　朝に運動すると、その日、1日の基礎代謝が10％アップする、という研究もあります。ただし、起床直後の激しい運動はよくないので、そこだけは注意してください。

【夕方16時頃】

　1日の中で体温が最も高く、代謝が最も高まる時間帯。この時間帯に運動すると、同じ運動をしても、消費カロリーが増えるといわれます。

【食後2〜3時間】

　食後すぐ満腹の状態では、胃に食べ物が入って消化管に血流が集まっている。その状態で運動をすると、筋肉に血流を奪われ、消化が悪くなります。横っ腹が痛くなるの

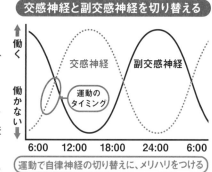

交感神経と副交感神経を切り替える

働く　／　働かない

交感神経　　副交感神経

運動のタイミング

6:00　12:00　18:00　24:00　6:00

運動で自律神経の切り替えに、メリハリをつける

もそのせいです。食後は、血糖が高まります。食後に運動しても血中のブドウ糖消費だけで20分はかかるので、ほとんど「脂肪燃焼」効果が得られません。

　一方、空腹が強いときに激しい運動をすると、低血糖になる可能性があります。また、血糖値が低い状態で激しい運動をすると、タンパク質（筋肉）を燃やしてエネルギーにする可能性があり、せっかく筋トレをしても逆効果になります。空腹時にトレーニングする場合は、アメをなめるとか、若干の糖質補給が必要です。

◎運動すべきではない時間帯
【寝る前2時間】
　中強度以上の運動は、寝る2時間前には終わらせましょう。

　寝る前2時間以内の運動は、不眠の原因になります。睡眠に入るためには、交感神経から副交感神経への切り替えが必須です。

　運動すると、心拍数、呼吸数、体温が上がり、交感神経バリバリの状態になります。それをクールダウンして、副交感神経優位のリラックスした状態になるまでに、2時間はかかります。

◎注意すべき時間帯
【朝、起床直後】
　CHAPTER3で「朝散歩」を推奨していますが、あくまでも「散歩」なので、せいぜい「速足」。ジョギングする必要はありません。

　朝起きてすぐの状態は、夜間の脱水もあり血液が凝固しやすい。また、急な血圧上昇によって、心筋梗塞のリスクが高まります。1日の中で「8〜10時」は、心筋梗塞が起きやすい時間帯です。

　ここまで読むと、「結局、いつ運動すればいいの？」と迷う人も多いと思います。結局は、自分の仕事や家事育児の合間の「できる時間に、できる範囲で運動をする」しかないと思います。

移動中やスキマ時間ができたら
運動するチャンス。

30秒の全力疾走で、成長ホルモンは6倍に

　できるだけ簡単で短時間でできる運動についてお伝えしましたが、それでも「忙しい」という人は多いでしょう。そんな人でもできる、時間をかけずに、通常のトレーニングの数倍の効果を出すトレーニング法を紹介します。

　イギリス・バース大学の研究によると、エアロバイク・トレーニングに、「30秒の全力疾走を1回」追加しただけで、成長ホルモンの分泌が6倍になりました。成長ホルモンのピークは、全力疾走の2時間後で、運動終了後も成長ホルモンの分泌がしばらく続きました。

　たった30秒の全力疾走で成長ホルモンが6倍になる。これほどの省エネ、時短なトレーニング法があるでしょうか。

　このような、不完全回復（低強度の運動）をはさみながら中強度〜高強度運動を繰り返すトレーニング方法をインターバルトレーニングといいます。

　最近、インターバルトレーニングが非常に注目されており、多くの研究が行われています。

　例えば、ドイツ・ミュンスター大学の研究では、40分間ランニングマシンで走り、その途中に3分間の全力疾走を2回はさんだところ、低強度で同じ時間走った被験者に比べて、ノルアドレナリンとBDNFが大幅に増加しました。さらに、全力疾走したグループは、記憶力のテストで20％速く語意を覚えました（記憶力の向上）。

　インターバルトレーニングは、有酸素運動と無酸素運動の両方の効果が得られます。成長ホルモンだけではなく、BDNFもたくさん分泌されるので、脳を育てる、頭をよくする効果も大きいのです。

　運動と脳の専門家、ジョンJ・レイティ博士が推奨する、簡単にできるインターバルトレーニング法を紹介します。それは、ウォーキングマシンで20〜30分歩くときに、「5分おきに30秒の全力疾走」をはさむ、というものです。

　屋外、またはスポーツジムのウォーキングマシンで、20〜30分程度のウォーキングを行っている人は多いと思いますが、そこに「全力疾走」をはさむだけで、同じ時間のトレーニングでありながら、成長ホルモンやBDNFの分泌を大幅に増やすことができるのです。

　この方法は、私もいつも行っていますが、非常にいいです。全力疾走のあと数分間、高い脈拍数が続きます。疲労度や汗の量も多く、運動量が圧倒的に多いし、達成感も大きいです。

　人によって体力の差もありますので、「5分おきに30秒の全力疾走」が難しい人は、「10分おきに30秒の全力疾走」あるいは「途中1回の全力疾走」から始めてみる。ベースラインの運動を「中強度」から「弱い強度」に変更するなど、アレンジしてください。

　インターバルトレーニングは、かなりの体力を必要とします。運動習慣のない人、高齢者がいきなり始めるとケガの原因となります。まずは運動を習慣にして、ある程度の体力が備わってから挑戦してください。

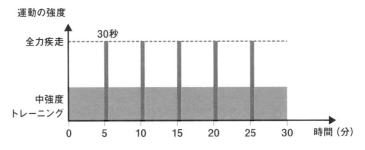

簡単にできるインターバルトレーニング例

運動の強度

30秒

全力疾走

中強度
トレーニング

0　　5　　10　　15　　20　　25　　30　　時間（分）

「5分おきに30秒の全力疾走」が
最強コスパトレーニング。

運動すると2倍疲れがとれる

運動は疲労回復に、絶大な効果があります。「疲れている」と
きこそ、運動すべき。最近では「積極的休養」（アクティブレスト）
と呼ばれます。

私は、海外旅行から帰ってきたら、必ずすることがあります。
それは、帰国して家にスーツケースを置いたら、すぐにスポーツ
ジムに行って、45〜60分ハードなトレーニングをするのです。
そして、入浴して眠る。睡眠がものすごく深く、旅行中の疲れ
のほとんどが、一晩で回復できます。「ハードな運動」と「深い睡眠」
で、体内時計もリセットできるので、時差ボケにもなりません。
運動やデスクワークをしたあと、積極的休養群（運動）と消極
的休養群（横たわる）にわけて疲労物質である血中乳酸量を20
分後測定したところ、20分後の比較をすると、消極的休養群では
20〜30%の回復だったのに対し、積極的休養群では70〜80%
もの回復が認められました。
積極的休養をとったほうが、疲労回復が2倍以上も早かったの
です。なぜ運動すると「疲労回復」するのでしょうか？

(1) 成長ホルモンによる疲労回復
運動をすると成長ホルモンが分泌されます。成長ホルモンには、
疲労回復効果があります。たっぷりと、成長ホルモンを分泌する
運動をすることで、その日の疲れは完全回復します。

(2) 深い睡眠による疲労回復
運動をすると、睡眠が深まります。睡眠が深いほど、疲労回復
効果は大きい。ということで、「深い睡眠」によって、翌朝まで
疲労がしっかり回復するのです。睡眠を深めるために、運動した
あとは、「入浴」するのも必須です。

(3) 血流改善による疲労回復

デスクワークによる疲労は、肩まわり、首まわりの筋肉の局所的な疲労です。全身の筋肉を使うことで、血流が改善します。局所的にたまっていた「疲労物質」も押し流されます。

(4) 精神的疲労の回復

運動をすることで、セロトニンやドーパミンなどの脳内物質が整います。つまり言い換えると、運動によって、「脳の疲れがとれる」のです。

(5) ストレス発散効果

運動すると気分的に「すっきりする」だけでなく、実際にストレスホルモン（コルチゾール）を低下させ、ストレス発散効果を発揮します。

疲れたときほど運動。具体的には「運動」「入浴」「睡眠」という一連の行動によって、その日の疲れを完全回復することができます。「疲れている」から運動しないではなく、「お疲れモード」の人ほど運動すべきなのです。

疲れた日の疲労回復法

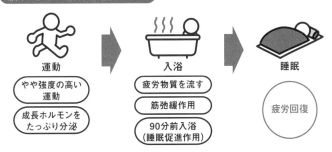

運動	入浴	睡眠
やや強度の高い運動	疲労物質を流す	
成長ホルモンをたっぷり分泌	筋弛緩作用	疲労回復
	90分前入浴（睡眠促進作用）	

 疲れたときほど運動。「積極的休養」で疲れ知らずに。

最高の運動とは？

　運動時間、運動頻度、運動の種類など「最低限の運動量」と「パフォーマンスを高める運動」について、それぞれ説明しました。「ベストの運動」とは、どんな運動なのでしょう？　多分、それを知りたい人は多いと思いますが、万人に共通の「最高の運動」の基準を示すことは不可能です。

　年齢、性別、体力、体型（肥満かやせか）、体脂肪率、体力、運動歴、病気の有無などによって、「最高の運動」は変わってきます。人それぞれ「運動の目的」も異なるので、「最高の運動」は人によって異なる、というのが正解です。

　とはいえ、私が考える「最高の運動」を示すことはできます。私の運動の目的は、「脳に最大のパフォーマンスを発揮させる」ということ。多くの運動についての本を読み、論文を読み、自分で実践してきた私の考える「最高の運動」は以下の通りです。

（1）朝散歩できる日は朝散歩をする。
（2）1日20分の中強度の運動（速歩き）。
　　　外出するときは、常に「速足」を意識。できるだけ階段を利用。
（3）週に2回程度の筋トレ（1回15分）。
（4）週2〜3回のやや強い強度の運動（1回45分）。
（5）自分の体調と相談し無理せずに行う。休養日があってもいい。
（6）自分の好きな運動を楽しみながら行う。
（7）終了後の達成感、爽快感を強く意識する。

　ほぼこの章の内容を網羅したイメージといえるでしょう。
　これを図示すると、次ページのようになります。

　私の「ある1週間」の運動の記録を、運動の内容、運動した時

脳のパフォーマンスを高める「理想の運動」

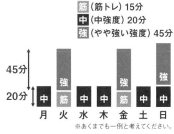

筋（筋トレ）15分
中（中強度）20分
強（やや強い強度）45分

45分
20分

月 火 水 木 金 土 日
※あくまでも一例と考えてください。

私が実践する運動スケジュール

月	17:00〜 加圧トレーニング（ハードな筋トレ）30分＋ウォーキング30分（途中30秒の全力疾走を数回はさむ）
火	特になし
水	朝散歩15分
木	19:00〜 古武術 2時間
金	15:30〜 ボクササイズ45分＋ウォーキング15分（途中30秒の全力疾走を数回はさむ）
土	特になし
日	朝散歩15分

※これに加えて、外出時の速歩き、階段利用

間（時刻）も含めて公開します。ベースラインの「外出時の速歩き」に、週3回の「やや強度の強い運動」（約4時間）を加えるイメージ。調子のいいときは、ボクササイズがあと1日加わり、週4回運動するときもあります。

　このくらいの運動量が、自分にとって高い集中力で仕事もできて、体調も良好でバリバリ働け、睡眠もぐっすりとれる。自分にとっての「最高の運動」パターンと考えています。

　自分にとって「最高の運動」ができるようになると、
(1) 仕事のパフォーマンスが圧倒的に上がり、結果が出る。
(2) 疲れ知らずで、バリバリ働ける。
(3) 10時間以上集中力を維持できるようになる。
(4) ぐっすり眠れ、すっきり目覚めて気持ちがいい。
(5) 外見が若々しくなる。

などの効果を実感できるようになります。
　そして、毎日が充実して、幸福感とともに生きられるようになります。ぜひ、あなたも自分の「最高の運動」を目指してください。

 あなたの運動はなんのため？
自分専用の「最高の運動メニュー」を組もう。

BRAIN+
MENTAL

CHAPTER3

朝散歩
MORNING WALK

MORNING WALK
朝散歩

⏳ この章のまとめ

3分
でわかる
！

「CHAPTER 3 朝散歩」には
どんなことが書いてあるの？

私、週2時間以上の運動を習慣にしたいので、明日から朝ジョギングすることにしました！

朝の時間を有効活用するのはいい心がけですね。でも気をつけてください。**朝のジョギングは、実は健康に悪い**といわれています。

えっ、そうなんですか？

寝ている間に身体から水分が失われるので、起きてすぐに走って血圧を急に上げると、血液が固まって心筋梗塞になりやすくなるんです。
他にも、空腹で走ると低血糖を引き起こしてしまったり、朝は筋肉が硬い状態のため痛めやすかったりと、いくつか理由があります。

知らなかった……。デキるビジネスマンっぽい、いい朝活だと思ったんだけどなぁ。

朝活をするなら、**「朝散歩」**がおすすめですよ。

朝散歩？　散歩するだけで運動になるんですか？

運動効果ももちろんありますが、朝散歩をすすめる理由は別のところにあります。朝すっきり目覚めないといっていましたよね？

はい。ボーッとして、なかなかエンジンがかからなくて。

朝ボーッとしたり、イライラしたり、やる気が出なかったりするのは、**セロトニンという脳内物質が低下している**から。そのセロトニンを活性化するために効果的なのが、**「朝日を浴びる」「リズム運動をする」「咀嚼をする」**といった行為です。
朝起きて散歩して、帰宅後に朝ごはんを食べることで、目がシャキッと覚めて「今日も1日がんばろう！」という意欲が湧いてきます。

へぇ！　朝の散歩にそんな効果があるんですか。

それだけじゃありません。人間の体内時計は1日何時間だと思いますか？

24時間じゃないんですか？

体内時計の1日は、24時10分前後といわれています。実際の1日よりも10分長く設定されているんですね。ですから体内時計を毎日リセットしないと、起きる時間がどんどんうしろにずれていってしまいます。
では、どうやって体内時計をリセットするか。その方法が「朝日を浴びる」ことです。**人間は、朝日を浴びた時間から約15時間後に眠気が出る**ようになっているので、朝散歩で朝日を浴びて体内時計をリセットすることで、夜ぐっすり眠れるようになるんです。

15時間後ということは、7時に朝散歩をすれば22時頃に眠くなるということですね？

そのとおり。寝付きがよくなり眠りも深くなるので、朝起きるのがラクになり、24時間のリズムができてきます。そうすると日中の覚醒度が上がって、より高い集中力で仕事に取り組めるようになります。

朝に散歩することが仕事のパフォーマンスアップにつながるなんて、全然知りませんでした。

あとは、日光を浴びることで**ビタミンDが生成される**というメリットもあるんです。ビタミンDは骨を丈夫にする重要な栄養素ですが、とても欠乏しやすいため、食事からとるだけでなく自分で生成することが大切なんです。

なんだかメリットだらけですね！　何分くらい歩けばいいんですか？

ビタミンDの生成に必要な時間は15〜30分なので、それくらいがベスト。30分以上の散歩はセロトニンを出す神経を疲れさせてしまいます。
体内時計のリセットは起床後1時間以内が理想です。起きてすぐに散歩に出る習慣をつけるといいでしょう。セロトニンは午前中に多くつくられるので、特別早起きしなくても午前中であれば朝散歩の効果はあります。

家から最寄り駅までけっこう歩くんですけど、通勤がてらの散歩でもいいんですか？

起きてから1時間以内に家を出るなら、朝散歩と同じ効果は見込めます。ただ、先ほどもいったように、セロトニンの活性化には「咀嚼する」こと、つまり朝ごはんを食べることが重要。できれば散歩後に朝食をとる流れが望ましいです。

朝食って、つい抜いちゃうんですよね。食べないと頭が働かないっていわれているのは知っているんですが……。

 朝食をとる目的はセロトニンの活性化以外にもありますよ。朝ごはんを食べるとインスリンというホルモンが分泌され、身体が「朝」だと認識します。つまり、セロトニンが「脳」を、インスリンが「身体」をリセットすることで、体内時計のリセット効果が倍増するというわけです。

朝食をとる子どもは、学力テストの点数が十数％高いという研究結果もあります。日中の**脳と身体のパフォーマンスを最大限に高めるには、朝食は必須**です。

おすすめの食材をひとつ挙げるなら、セロトニンの合成を助ける「トリプトファン」が含まれる、バナナです。

 わかりました。明日から朝散歩をして、バナナを食べます。散歩するだけでこれだけメリットがあるなら、やらなきゃ損ですもんね。

明日の天気は……（天気アプリを調べて）、あっ、雨だ。残念。また今度にしよう。

 雨の日でもセロトニンは十分活性化しますよ。思い立ったが吉日、ぜひ明日から始めてください。

> **まとめ**
>
> ☑ **朝ボーッとするのは、「セロトニン」不足**
> ☑ **朝散歩で、「セロトニン分泌」「ビタミン D 生成」「体内時計のリセット」**
> ☑ **朝日を浴びた時間から約 15 時間後に眠気が出る**
> ☑ **朝散歩は、15 〜 30 分、起床後 1 時間以内に行う**
> ☑ **朝散歩後におすすめな食材は「バナナ」**

「朝散歩」で文章が3倍速く書ける

　私は昔からものすごく「朝に弱い」。典型的な夜型でした。朝もギリギリまで寝ていたいので、起きるのも、身支度もギリギリ。

　医者になってからも同様で、とにかく朝がつらいし、午前中のパフォーマンスも悪い。仕事が忙しくなり、ストレスが増えると、さらに朝がつらくなり、午前中もボーッとしている。今考えると、「うつ」の一歩手前だったかもしれません。

　そんな私が、ある日、ものすごくすっきりと気持ちよく目覚めたのです。窓を見ると、カーテンが開いていました。つまり、前日、カーテンを閉めないまま眠ってしまったのです。窓から差し込む「朝日」が、実に気持ちのよい「目覚め」を導いてくれることに気付きました。

　なぜ朝日を浴びると、すっきりとした目覚めが得られるのか？ 目覚めについて脳科学的に調べてみると、「セロトニン」という脳内物質が関連していることがわかりました。そして、「リズム運動」もセロトニンを活性化させるので、休日は朝に散歩をするようにしました。すると、午前中の調子がさらに改善したのです。

　それまで、仕事がすべて終わった深夜に英語の論文を書いてい

朝日が人生を変える

寝起き　　　　　　　　日中の仕事

もっと寝たい　　　　毎日つらい
　　　　　　　　　　ストレスがひどい

目覚めがいい！　　　仕事がはかどる！
気持ちいい！　　　　絶好調！

カーテンを開けて寝ると

て、3行書くのに15分もかかっていたのが、休日の午前中に書くと3倍くらいの速度でスラスラ書けるではありませんか。

　午前中を最悪の気分で過ごしていた私が、起床後の2～3時間を「最高の集中力」で過ごせるようになった。ようやく完成した私の初の英語論文（学位論文）は、一流の病理学雑誌「American Journal of Pathology」にアクセプト（受理）され、その実績が認められ、アメリカ・シカゴのイリノイ大学精神科という、超一流の研究室に留学するチャンスへとつながりました。

　朝散歩をすると気分もいいし、調子もよくなる！　そこで患者さんにも、朝散歩をすすめてみました。

　それまでの私は、「薬物療法」を中心とした、ごく一般的な精神科治療を行っていました。それで、なかなか治らない患者さんが多い。そういう人は、毎日昼近くまで寝ていて、夜はゲーム、テレビ、ネットなど、昼夜逆転しているのです。

　半年、1年しても治らなかった患者さんが、朝散歩を始めると、嘘のようにすっきりと治っていったのです。

　朝散歩で人生が変わる！　私自身の人生が変わった。病気が治らないで苦しんでいたメンタル疾患の患者さんの人生も変わった。たった30分の朝散歩で、人生が好転するのです。

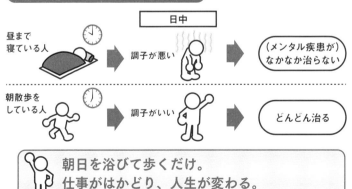

朝日が幸福物質 「セロトニン」を活性化する

　朝、太陽の光を浴びながら散歩をすると、セロトニンが活性化します。セロトニンは、私たちの心と身体の健康のために不可欠な脳内物質です。

　セロトニンは、「心の安定」「癒やし」「やすらぎ」のもととなる静かな幸福物質。脳内物質の指揮者ともいわれ、ドーパミンやノルアドレナリンなどを調整し、気分や感情を安定させます。

　ストレスに対する緩和作用もあり、セロトニンが十分に出ていれば、多少のストレスで動じることもありません。ノルアドレナリンとともに集中力にも深く関与しており、集中力やパフォーマ

「セロトニン」の役割

	セロトニンの働き	セロトニンが低下すると
1	癒やし、やすらぎ	気分が沈む、気が滅入る、どんよりとした気分。
2	感情の安定化	感情が不安定になる。イライラしやすい、怒りっぽい。不安になりやすい。キレやすい。衝動的になる。
3	脳内物質の指揮者	うつ病、パニック障害、強迫性障害、不安障害、睡眠障害など、メンタル疾患の原因となる。
4	覚醒（目覚め）をコントロール	朝に弱い、朝起きられない。午前中のパフォーマンスが悪い。
5	集中力、クールな覚醒	集中力が低く、仕事のパフォーマンスが低い。雑念や余計な考えがすぐに浮かぶ。
6	自律神経のコントロール	自律神経の不調。さまざまな身体的不調。自律神経失調症の原因となる。
7	睡眠物質・メラトニンの原料（睡眠を助ける）	眠気が出ない。寝付きが悪い。ぐっすり眠れない。眠っても疲れがとれない。睡眠障害、不眠症の原因。
8	痛みのコントロール	痛みに弱い。我慢弱くなる。身体のあちこちが痛い。
9	姿勢のコントロール	姿勢が悪い、猫背、前屈み。
10	表情のコントロール	笑顔がない、覇気がない、表情がない。ボーッとした表情。

ンスを高めて、バリバリ仕事をするためにも必須の物質です。

逆に、セロトニン神経が疲労し、セロトニン不足になるとどうなるのか？　イライラする、怒りっぽくなる、緊張しやすい、不安になりやすいなど感情が不安定となります。

さらにひどくなると、気分が沈む、どんよりした気分になる。朝起きられない、朝起きるのがつらい、午前中の仕事のパフォーマンスが悪い。さらに、夜の寝付きが悪く、ぐっすり眠れなくなる。これは、「脳疲労」ともいわれ、「メンタル疾患」の前段階です。

この状態を放置し、さらにセロトニンが低下すると、うつ病、パニック障害、睡眠障害など、さまざまなメンタル疾患を発病。また、自律神経も乱れて、さまざまな体調不良があらわれます。

セロトニンは、言い換えると「健康」そのもの。心と身体を調整する健康物質なのです。

朝起きて、実に爽やかな気持ちで「ああ気持ちがいい。今日も1日がんばろう」と思う人は、セロトニンが十分に活性化されている人。朝、「起きるのがつらい」「もっと寝ていたい」、あるいは日中「イライラする」「不安な考えが次々と浮かぶ」という人は、セロトニンが低下している可能性が高いです。

朝、青空の下や森の中を散歩したときに「爽やか」「晴れやか」な気分が感じられるなら、セロトニンが出ている証拠です。

あなたはどっち？

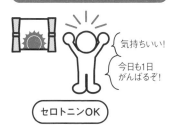

気持ちいい！
今日も1日
がんばるぞ！

セロトニンOK

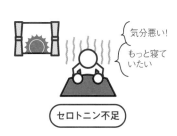

気分悪い！
もっと寝て
いたい

セロトニン不足

「もっと寝たい」は
セロトニン不足のサイン。

睡眠を劇的に改善する、朝と夜の習慣

　睡眠が悪い人。寝付きが悪い人。特に睡眠薬を飲んでいる人は、「朝散歩」をしてください。睡眠が劇的によくなります。そして、朝散歩をきちんと継続すると、睡眠薬も必要なくなります。

　日本人の5人にひとりは、「ぐっすり眠れない」「寝付きが悪い」といった睡眠に問題を抱えています。

　睡眠が悪い人は、どうすればいいのか？

　"寝る前"の「睡眠に悪い生活習慣」を徹底的に排除し、「睡眠にいい生活習慣」に徹底的に置き換えていく。「寝る前の生活習慣の改善によって睡眠障害は改善する」というのが、睡眠研究の常識でもあり、私の臨床経験にも合致していました。

　とはいえ、睡眠が悪い人のほとんどは、寝る前の生活習慣についてまったく無頓着で、「睡眠に悪い生活習慣」を平気でしています。そこで私は、2013年に、「寝る前の生活習慣の改善」にフォーカスした『ぐっすり眠れる12の法則』（Kindle電子書籍）を出版しました。

　この本を実践してもらえば、ほとんどの睡眠障害は治るはず。精神科医として圧倒的な確信を持って、この本をリリースしました。本の出版後、読者から「眠れるようになりました」「睡眠が改善しました」というメールがたくさん届きましたが、「本の内容をしっかり実践しているのに、睡眠がよくなりません」「効果がありません」というメールも一定数（約4分の1程度）寄せられたのです。

　寝る前の生活習慣の改善だけでは不十分である。そこで、「寝る前の生活習慣を改善しても睡眠がよくならない人」に徹底的にインタビューした結果、「昼頃まで寝ている」「午前中、部屋から一歩も出ない」といった、朝の生活習慣に問題があることがわかったのです。

　そうした人たち、患者さんに「朝散歩」を実行してもらったところ、睡眠が劇的に改善し、何年も睡眠薬を常用している人ですら、睡眠薬を使わずに眠れるようになったのです。

　睡眠を改善するには、「夜の生活習慣」と「朝の生活習慣」の両方を改善しないといけないのです。

　睡眠の本は山ほど出ていますが、「夜の生活習慣」の改善についての記載が多く、「朝の生活習慣」についてしっかりと書かれた本は意外と少ないのです。

　睡眠に問題がある人は、CHAPTER1「睡眠」の内容に加えて、本章で紹介する「朝の生活習慣」を併せてしっかりと実行することで、睡眠を大きく改善することが可能になります。

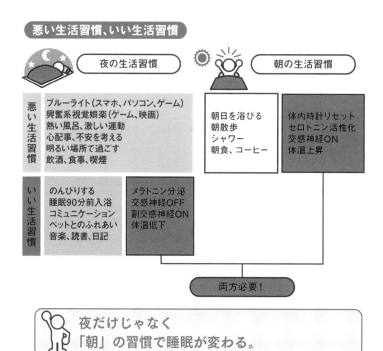

悪い生活習慣、いい生活習慣

	夜の生活習慣		朝の生活習慣	
悪い生活習慣	ブルーライト(スマホ、パソコン、ゲーム) 興奮系視覚娯楽(ゲーム、映画) 熱い風呂、激しい運動 心配事、不安を考える 明るい場所で過ごす 飲酒、食事、喫煙		朝日を浴びる 朝散歩 シャワー 朝食、コーヒー	体内時計リセット セロトニン活性化 交感神経ON 体温上昇
いい生活習慣	のんびりする 睡眠90分前入浴 コミュニケーション ペットとのふれあい 音楽、読書、日記	メラトニン分泌 交感神経OFF 副交感神経ON 体温低下		

両方必要！

夜だけじゃなく
「朝」の習慣で睡眠が変わる。

朝散歩が睡眠に効く科学的理由

「朝散歩は睡眠にいい」。その科学的根拠は、どのようなものなのでしょう。

①セロトニンを原料に睡眠物質・メラトニンがつくられる

夜になると眠気が出て深い睡眠に入るためには、CHAPTER1で説明した「リラックス（副交感神経への切り替え）」「深部体温の低下」の他に「メラトニン」の分泌が不可欠です。

メラトニンは「睡眠物質」とも呼ばれ、メラトニンの濃度が増えてくると、深部体温が下がり、身体が睡眠に入る準備が整い、「眠気」があらわれて、深い睡眠に入ることができます。

メラトニンがつくられるためには、「セロトニン」が不可欠です。朝から昼すぎにつくられたセロトニンを原料にして、日没後からメラトニンがつくられ始め、メラトニン濃度が増えていくにつれ「眠気」が強まり、深夜にメラトニン濃度はピークとなります。

眠気が出ない。寝付きが悪い。睡眠薬を飲まないと眠れないという人は、「メラトニンの分泌が悪い」可能性が高いのです。

メラトニンは、睡眠を助ける作用の他に「免疫力アップ、抗がん作用」「抗酸化作用、アンチエイジング効果」「新陳代謝亢進、疲労回復効果」など、疲れた細胞や臓器を休め、身体を回復させ、疲労を取り除く効果もあります。

メラトニンをつくるには、「セロトニン」が必須。そのために、朝、セロトニンを活性化させることが不可欠です。セロトニンを活性化する方法は「朝日を浴びる」「リズム運動」「咀嚼」の3つです。「朝散歩をして朝食を食べる」とセロトニンは活性

メラトニンの効果

1　睡眠導入、眠気をもたらす
2　体温を下げる、睡眠を深める
3　体内時計の調節
4　免疫力アップ、抗がん作用
5　抗酸化作用、
　　アンチエイジング効果
6　新陳代謝亢進、疲労回復効果

化されます。

　朝散歩することで、セロトニンとメラトニンがたっぷりつくられ、ぐっすり眠れるようになるのです。

②体内時計のリセットから、約15時間で眠気があらわれる

　朝散歩には、「体内時計のリセット」の意味があります。それは、睡眠とも深くかかわります。なぜならば、体内時計がリセットされてから約15時間（14〜16時間）で眠気が出現するからです。詳しくいうと、体内時計がリセットされて約10時間後に、メラトニンの生成がスタートし、その約5時間後にメラトニンの濃度が高まり「眠気」が出始めるのです。

　朝7時に起きて、朝散歩する人は、約15時間後の22〜23時頃に眠気が出ます。その時間に眠ると、睡眠時間が7〜8時間以上確保できて、理想的な睡眠リズムと睡眠時間が得られます。

　「体内時計のリセット」が不十分だと、寝るべき時間に「眠気」がまったく出ない。それが、不眠症の大きな原因なのです。

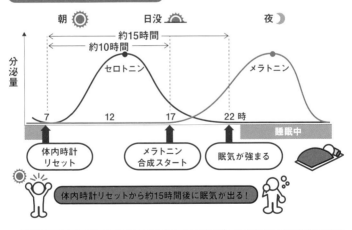

体内時計のリセットと眠気

眠気が出にくい人ほど
朝日を浴びよう。

1日「24時間10分」ある
体内時計をリセット

　人間の身体には、時間を非常に正確に刻む「体内時計」があります。

「体内時計」を基準にして、朝に出るホルモン、夕方に出るホルモン、夜間に出るホルモンなどが、時間単位で増減を繰り返し、ホルモンや脳内物質のリズム、体温やエネルギー代謝、血圧、脈拍、免疫、食欲など、人間の健康的な1日のリズムをつくり出しています。

　体内時計が狂うとどうなるのか？　「夜」を正しく認識できなくなるので、深夜になっても「眠気」が出なくなります。当然、睡眠の質も悪化します。

　睡眠と覚醒のリズムが狂うと、朝起きられなくなります。もしくは、無理して起きても、朝や午前中の調子が悪い。仕事のパフォーマンスが低下します。ひどくなると、昼夜逆転の生活。「ひきこもり」や「不登校」の原因や悪化要因にもなります。

　自律神経失調症という病気があります。健康な人では、自律神経は、昼には「交感神経」が活発に、夜間は「副交感神経」が優位になります。このリズムがずれると、さまざまな体調不良が出てきます。

　生活習慣の乱れが生活習慣病の原因になるといわれますが、「生活習慣の乱れ」の中でも「体内時計の乱れ」が、さまざまな病気

体内時計の乱れで生じる疾患、状態

1	睡眠障害、不眠症、「眠れない」	6	ひきこもり、不登校
2	概日リズム障害、昼夜逆転	7	不妊
3	自律神経失調症、さまざまな身体的不調	8	季節性感情障害、冬季うつ病
4	高血圧、糖尿病、脂質異常症	9	認知症の徘徊、せん妄、不眠
5	肥満、食欲増加、太りやすい	10	時差ボケ（時差症候群）

を引き起こすことがわかっています。体内時計の乱れによってリスクが高まる疾患は、高血圧、糖尿病、脂質異常症、脂肪肝、肥満、がんなどの、ほとんどの生活習慣病。そして、自律神経失調症、睡眠障害、うつ病などのメンタル疾患です。

なぜ体内時計は乱れやすいのか？　それは、人間の体内時計は、24時間10分だからです。1日は24時間ですが、体内時計の1日は少しだけ長いのです。

数十年前は、体内時計は「1日25時間」といわれていましたが、最近の詳しい研究では、そこまで長くはなく、実際には、24時間10分前後。個人差も大きく、プラスマイナス10分程度はあるようです。そして、この体内時計の個人差が、「朝型」「夜型」ともかかわっています。

体内時計のリセットには、「朝日」「運動」「食事」の3つが重要です。特に重要なのは、朝日を浴びること。朝日を浴びれば、そこで体内時計はリセットできます。

つまり、15〜30分の朝散歩をして、その後、朝食をとれば、「朝日」「運動」「食事」と体内時計リセットは、バッチリ完了するというわけです。

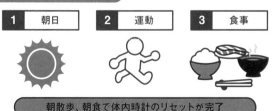

体内時計のリセット法

| 1 | 朝日 | 2 | 運動 | 3 | 食事 |

朝散歩、朝食で体内時計のリセットが完了

日光を浴びて、歩いて、
朝食を食べよう。

ビタミンDを生成して、強い骨をつくる

　年齢を重ねると、足腰が弱り、転倒して骨折する。それを機に「寝たきり」になってしまう人がたくさんいます。

「人生100年時代」といいますが、病気になって苦しみながら100歳まで生きてもしょうがない。健康な状態で何歳まで生きられるか。「健康寿命」を延ばすことが大切です。

　そのためには、「寝たきり」にならないことが重要であり、丈夫な「骨」を維持することが大切なのです。

　丈夫な骨をつくるためには、「Ca（カルシウム）」と「ビタミンD」が必要です。ビタミンDは、腸管からのCaの吸収を助け、骨を丈夫にするビタミンです。

　ビタミンDは、非常に欠乏しやすい栄養素として知られています。日本人の8割はビタミンDが不足気味、4割の人がビタミンD欠乏といわれています。

　ビタミンDが欠乏すると骨粗しょう症が進みます。骨粗しょう症になると、骨がスカスカになりますので、非常に骨折しやすい状態となります。ちょっとつまずいて転倒しただけで足の骨を骨折。転倒したときに手をついたら、手の骨を骨折ということが、普通に起こります。

　自分はまだ若いから、「骨折することはないだろう」と思うか

カルシウムとビタミンDが骨を強くする

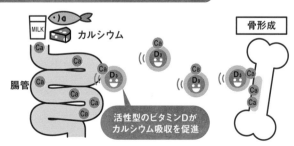

もしれませんが、ここ１年だけで私の友人（50代）で骨折した人が２人もいます。

日本人の骨粗しょう症の人数は 1,100 万人以上。閉経後の女性に起こりやすく、女性の罹患率は男性の３倍。60 歳以上の女性の３人にひとり、70 代以上では、女性の約半分にも及びます。

脳血管疾患や認知症などの目立った病気がなくても、ある日転倒して骨折。入院によって、筋肉量が減ってしまい、短期間で寝たきりになる場合もありえるので、注意が必要です。

骨粗しょう症の予防も、（1）食事（2）運動（3）日光浴です。

ビタミン D は、食事から摂取しますが、必要量の約半分を自分で生成することが可能です。皮膚に日光（紫外線）が当たると、ビタミン D が生成されます。必要な時間としては、15 〜 30 分（夏期）。冬期には、さらに長い時間が必要です。

ということで、朝散歩を 15 〜 30 分行うことで、「運動」と「日光浴」の効果がダブルで得られるので、朝散歩は骨粗しょう症の予防にも効果があるのです。

ビタミン D の健康効果は全世代に及びます。ビタミン D はすべてのがんリスクを 25％低下させる、インフルエンザなどのウイルス感染を 50％以上低下させる、糖尿病、脳卒中、心筋梗塞、高血圧、肥満などほとんどの生活習慣病の予防効果、さらにうつ病や認知症などのメンタル疾患の予防効果も認められています。

究極の健康物質ともいえるビタミン D、それが、毎日の朝散歩で生成されるのです。朝散歩の健康メリットは絶大です。

ビタミン D のすごい効果

1　Ca 吸収促進、骨粗しょう症の予防
2　がん予防効果
3　免疫力を高める
　　（感染症、インフルエンザ予防）
4　糖尿病、脳卒中、心筋梗塞、
　　高血圧予防
5　うつ病予防、認知症予防
6　肥満防止、ダイエット効果

食事＋日光を浴びれば、
ビタミン D は自分でつくれる。

理想的な朝散歩が、「15 〜 30 分」の理由

◎朝散歩は、何分するのがいいのか

結論からいうと、「予防・健康」目的の人は、15 分。
「治療・改善」目的の人は、30 分を目標に歩いてください。

朝散歩と「時間」に関する科学的データをいくつか紹介します。
・2,500 ルクス以上の光が網膜に入ると、体内時計がリセット
・2,500 ルクス以上の光を 5 分以上浴びると、セロトニン活性化
・15 分以上のリズム運動でセロトニンが活性化
・太陽の光を 20 〜 30 分浴びると、ビタミン D を活性化

「予防・健康」目的の人、つまり現在、明らかな体調不良などがない人の場合は、体内時計もセロトニン機能もほぼ正常ですから、15 分程度の散歩で十分な効果が得られるでしょう。

しかし、「治療・改善」目的の人。つまり、現在、睡眠状態が悪いとか、メンタル疾患や自律神経失調症である。脳疲労や身体的な不調を感じている、午前中に弱い、という人は、体内時計はずれている。そして、セロトニン機能は低下している可能性が高い。

つまり、「正常」へと修正していく必要がありますから、しっかり光を浴びて、しっかり歩いていただきたい。30 分を目標に毎日行ってほしいのです。

朝起きたときは、頭がボーッとした状態。それが朝散歩によって、徐々に「爽やかな気分」に切り替わっていくはず。それが、セロトニンの活性化です。
「朝散歩は何分やればいいですか?」という質問も多いですが、「爽やかな気分」になるまでやればいいのです。そういう気分にならないという方は、30 分ほど続けたほうがいいでしょう。

◎朝散歩は、長ければ長いほどいいのか

　朝散歩の効果を最大化するために、45分、60分と長時間歩くともっと効果があるのでしょうか？　セロトニンを活性化する目的の朝散歩は、30分行えば十分です。30分を超えると、今度はセロトニン神経が疲れてくるので、逆効果となります。

　朝散歩はダイエット目的の運動とは異なりますから、長く行う必要はないのです。朝散歩の効果を最大化したいのであれば、「時間を延ばす」のではなく「15〜30分の朝散歩」を"毎日"行うことが重要です。

◎朝散歩は毎日するべきか

　結論からいうと、「予防・健康」目的の人は、毎日やらなくてもいいでしょう。しかし、「治療・改善」目的の人は、可能な限り毎日やってほしいです。

「予防・健康」目的の人は、「体内時計はおおむね正常」です。時々、体内時計のリセットをサボッても、さほど問題はありません。

　しかし、「治療・改善」目的の人は、せっかく改善してきた「体内時計」や「セロトニン」機能が、何日か連続でサボるともとに戻ってしまう可能性があるので、できるだけ毎日続けるようがんばってください。

朝散歩の目標

目的	どんな人？	時間	頻度
予防・健康	生活習慣病を予防したい 健康を維持したい 現在、目立った病気、症状はない	15分	できる範囲で
治療・改善	メンタル疾患で治療中 寝起きが悪い、午前中の調子が悪い 体調が悪い、メンタル的に調子が悪い 脳疲労、ストレスが多い	30分	毎日

朝散歩は「いい気分」と感じたらOK。
長時間しなくてもいい。

起きてから1時間以内に行う

◎朝散歩は、何時に行うのがいいのか

　朝散歩は、起きてから1時間以内に行ってください。

　朝散歩には「体内時計のリセット」という意味があります。つまり、“「起きた時間」を脳と身体にお知らせする”ということ。朝6時に起きた人が、そのまま薄暗い室内にいて、9時頃に出勤のために外に出て太陽の光を浴びると、体内時計のリセットが9時になります。つまり、実際の「目覚め」と「体内時計のリセット」が3時間もずれてしまいます。

　ですから、朝散歩は、起きてからあまり時間をおきすぎないほうがいい。起床後、1時間以内に行うのがベストです。

起床後できるだけ早く朝散歩すべき理由

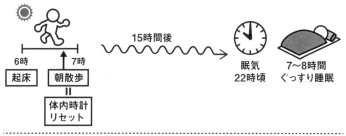

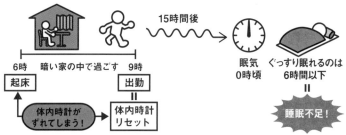

◎朝散歩は、何時までに行うのがいいのか

　午前中に行ってください。普通に会社に勤めている方、学校に

通っている方が朝散歩をする場合は、9時前には終わっているはずです。一方で、メンタル疾患で療養中の方や昼夜逆転の生活をしている人は、お昼頃まで寝ている人も少なくありません。

セロトニンは午前中につくられて、夕方以後はセロトニンを原料に睡眠物質、メラトニンがつくられる。夕方から夜間は、セロトニンの工場は徐々に休止状態になるのです。

ですから、セロトニンを活性化する朝散歩は、「午前中」に行うべきです。午後の遅い時間に散歩しても、本来得られる効果は得られません。

メンタル疾患で療養中の方は、徐々に起床時間を早めて、9時までに終わらせることを目指しましょう。それができると、症状はかなり改善しているはずです。

◎早起きが苦手な場合は

朝散歩をおすすめすると「早起きできません」という人がいますが、朝散歩は早起きではありません。起きてから1時間以内に行えばいいので、朝6時に起きる必要はまったくありません。

朝散歩は、「朝日を浴びる」ことが必須なので、日の出前に散歩しても効果は得られません。

◎通勤は、朝散歩に含まれるのか

「起きてから1時間以内」に15分ほど快適なペースで歩けば、通勤や通学でも朝散歩の効果が得られます。

通勤朝散歩のコツ

リズムよく、快調に、
速歩きで歩く

日陰より、
日向を歩く

地下道ではなく、
地上を歩く

電車は、
日の当たる方に乗る

午前中、起きて1時間以内に。
早朝の日の出前は効果なし。

効果のある朝散歩、効果のない朝散歩

◎「日向ぼっこ」だけでも効果はある

朝起きても具合が悪くて、散歩など行ける状態ではありません。メンタル疾患で療養中の方は、そういう方もいるでしょう。

朝散歩の意味は「朝日を浴びる」と「リズム運動」です。精神的、身体的理由から、「散歩や外出は無理」という方は、まずは「日向ぼっこ」からスタートするといいでしょう。

リビングの大きな窓の前、あるいはベランダなど、自分の家の中でいちばん「日当たりのいい場所」に、15～30分座って、日向ぼっこをしてください。

15分、朝日を浴びるだけでも、セロトニンはある程度活性化しますし、体内時計もリセットできます。体内時計がリセットできれば、睡眠が改善し、朝起きたあとの調子もよくなります。

「(室内での)15分の日向ぼっこ」ができるようになったら、外に出て「(屋外での)15分の日向ぼっこ」をしてください。家からいちばん近い公園、またはベンチまで行って、そこに15分座っ

照度と明るさの目安

照度（ルクス）	明るさの目安
100,000	晴天（屋外）
30,000	曇天（屋外）
15,000	雨（屋外）
2,500	晴天（日の出後）晴天（窓際1メートル）
1,000～1,300	コンビニ店内
500	蛍光灯照明事務所

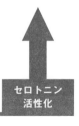

セロトニン
活性化

（周囲の状況によって変化しますので、あくまでも目安となります）

ているだけでいいです。屋外の光のほうが、室内の 10 倍以上の
照度がありますから、脳をしっかりと覚醒できます。

少し調子がよくなってきたなら、「5 分散歩」に挑戦してみる。
それを、少しずつ「10 分」「20 分」と増やしていく。そうすると、
いつのまにか 30 分の朝散歩が可能になります。

◎サングラスをしてもいいのか

目から光が入ることに意味があるので、サングラスは NG です。

◎ブルーライトカットのめがねをつけてもいいのか

ブルーライトが目から入ることで「朝です！」と脳は理解しま
す。ですから、朝、午前中のブルーライトは、自然の摂理にかなっ
ています。朝散歩では、ブルーライトカットはしないでください。

◎雨の日でも効果はあるのか

2,500 ルクス以上の光を 5 分以上浴びると、セロトニンは活性
化するといいます。雨の日の明るさ（照度）は 15,000 ルクスも
ありますので、セロトニンの活性化には十分な明るさといえます。

◎夜の散歩でもいいのか

夕方～夜の散歩では、「セロトニン活性化」「体内時計のリセッ
ト」の効果がまったく得られません。夜の散歩は、ただの運動です。

セロトニンを活性化する？

日向ぼっこ

雨の日の朝散歩

OK

サングラス
ブルーライトカットめがね

夜散歩

NG

まずは起きたらベランダに 5 分。
できることからやっていこう。

朝散歩中の「ながら英会話」が
ダメな理由

◎英会話を聞きながらでもいいですか？

　NGです。リズム運動をすることで、セロトニンは活性化します。「1、2、1、2」というリズムに合わせて快調に運動するのがリズム運動です。セロトニンは「脳の指揮者」ともいいますが、実際に「リズム」に合わせて身体を動かすことで、「脳の指揮者」が目を覚ますのです。

　ですから朝散歩では、リズムを乱すことはしないほうがいい。「英会話」や「ラジオ」など、情報量が多いものを聞きながらの朝散歩はダメです。「音楽」に関しては、リズムをとりやすいので、いいといわれます。

◎大雨や台風の日も朝散歩したほうがいいですか？

　悪天候の日は、室内での「リズム運動」で代用可能です。室内で簡単に取り組める「リズム運動」としては、「ラジオ体操」「踏み台昇降」「階段の上り下り」などがいいでしょう。

◎ガムを噛むのもリズム運動

　朝散歩できず、朝食も食べられなかった場合、「ガムを噛む」ことでセロトニンを活性化することができます。ガムを噛む場合は、最低5分は必要です。20分ガムを噛んだ場合、噛み終わったあとも（噛み始めから30分まで）セロトニンが活発に分泌されました。ただし、30分以上噛んでも効果は同じなので、ガムを噛む時間は5〜30分程度と考

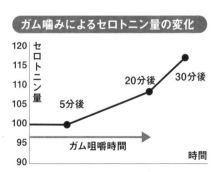

ガム噛みによるセロトニン量の変化

セロトニン量

5分後　20分後　30分後

120
115
110
105
100
95
90

ガム咀嚼時間

時間

えましょう。

　集中力が低下したり、イライラしたりしたとき、仕事の休憩時間にガムを噛むと、セロトニンがアップし、気分転換効果が得られます。

◎ジョギングでもいいですか？

　朝散歩はジョギングではなく、散歩、速歩きで十分です。むしろ、朝起きた直後に、汗が流れるような激しい運動は、身体に悪いといわれます。

　朝起きてすぐの状態は、夜間の脱水もあり血液が凝固しやすい。また、急な血圧上昇によって、心筋梗塞のリスクが高まります。1日の中で「8〜10時」は、心筋梗塞が起きやすい時間帯です。

　また、空腹（低血糖）の状態でジョギングするのがよくない。朝は、筋肉がほぐれていないので、ケガをしやすいなど、デメリットが多いのです。

　マラソンを走れるような体力のある方は、自己判断でやればいいと思いますが、「水分をしっかりとる」「軽食をとる」「しっかりストレッチする」などの準備をきちんとしてください。

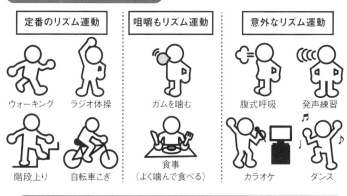

リズム運動いろいろ

定番のリズム運動	咀嚼もリズム運動	意外なリズム運動
ウォーキング　ラジオ体操	ガムを噛む	腹式呼吸　発声練習
階段上り　自転車こぎ	食事（よく噛んで食べる）	カラオケ　ダンス

朝に無理して走らない。
歌を歌うだけでも OK。

最強食材「バナナ」は、セロトニンの合成を助ける

◎朝散歩の前に、水分補給

　朝起きてすぐの状態は、夜間の脱水もあり、いわゆる「血液ドロドロ」の状態になっています。なので、朝起きたら「水」（または白湯）を１杯飲んで、脱水を補正する必要があります。

　朝起きてから朝散歩に出かけるまでの間に、必ず「水分補給」をお忘れなく。「血液ドロドロ」の状態で激しい運動をすると、心筋梗塞のリスクが高まるので注意が必要です。

◎朝食は、朝散歩のあと

　朝食は、朝散歩の前がいいのか、あとがいいのか？

　朝散歩は、「体内時計のリセット」ですから、朝起きてから１時間以内に行うべきです。朝食を自分で支度して、食べるとなると20〜30分はかかります。そうすると、朝起きてから１時間以内の散歩は難しくなるので、散歩から戻ったあとに、清々しい気分で朝食をとるのがいいでしょう。

　ただし、散歩前に空腹感を感じる場合、身体がだるい、エネルギー不足を感じる方は、「低血糖」の可能性もあるので、「軽食」を食べてから朝散歩に行くのもありです。

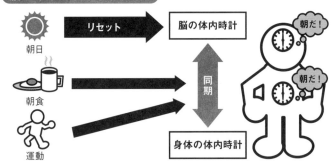

脳と身体の体内時計

朝日　リセット　脳の体内時計　朝だ！

朝食　同期　朝だ！

運動　身体の体内時計

◎そもそも、朝食は食べたほうがいいのか

「1日1食がいい」「2食が健康」といった本も出版されています。

精神医学の教科書では、メンタル疾患の治療法として「3食をきちんとバランスよく食べる」「朝食をとる」ことが必ず書かれています。実際、メンタル疾患の患者さんは朝食をとらないか、栄養が偏っている人がほとんどです。

「1日1食で絶好調！」という人はそれでいいと思いますが、「心と身体の調子が悪い」「午前中のパフォーマンスが悪い」という人は、朝食をとるべきです。

なぜならば、「体内時計のリセットに朝食が必要」だからです。体内時計は、実は2つ存在します。「脳の体内時計」と「身体の体内時計」です。

脳の視床下部、視交叉上核には、「脳の体内時計」があります。それとは別に、消化管、肝臓、腎臓など、ほとんどの臓器に「体内時計」があり、それぞれ時間を刻んでいるのです。

朝日を浴びることで、「脳の体内時計」がリセットされます。一方で、「身体の体内時計」は、「脳の体内時計」と微妙にずれているのです。午前中、頭は目覚めているけど、身体がだるい。身体が本調子でないという人もいるはず。そんな人は、脳と身体の体内時計がずれている可能性が高いのです。

脳と身体の体内時計を、1日に一度、「同期」させる必要があるのですが、それが「朝食」です。朝食をとって、血糖が上がり、

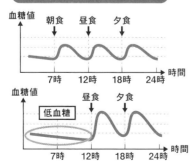

1日2食は健康にいい？

血糖値

朝食　昼食　夕食

7時　12時　18時　24時　時間

1日3食

1日を通して血糖値の変化がなだらか

血糖値

低血糖

昼食　夕食

7時　12時　18時　24時　時間

1日2食

午前中、低血糖が続く、昼食、夕食後の血糖値の変化が急激

「日本医師会オフィシャルサイト」をもとに著者が作成

エネルギーが全身に行き渡り、全身の細胞が本格的に活動を開始する。身体の各臓器にある体内時計は、朝食をとることで、「朝だ！これから１日がスタートする」と理解するのです。

朝散歩をすべき人は、「午前中のパフォーマンスが低い人」「メンタル疾患の方」「睡眠障害の人」などですが、いずれも「朝食」をとることで、脳と身体の体内時計を同期し、より「体内時計」のメリハリを明確につけることによって、改善する確率を高めることができます。

あくまでも「脳の体内時計」が「メイン」で、「身体の体内時計」は「サブ」です。朝日を浴びずに、朝食だけを食べても、体内時計のリセットはうまくいかないのでご注意ください。

◎朝の調子が悪い人は低血糖

朝の調子が悪い人は、起床時間がギリギリになり、朝食を食べる暇がない。あるいは、調子が悪くて食欲もないので、朝食が食べられない、という人もいるでしょう。

脳のエネルギー源は「ブドウ糖」ですから、低血糖の状態では、頭がボーッとして、集中力も仕事のパフォーマンスも上がりません。朝食を抜いた１日２食だと、午前中はずっと低血糖の状態が続く可能性があります。低血糖の状態で、脳も身体もバリバリ仕事をするのは無理な話です。

また、１日３回で食べていたのと同じカロリーを、１日２回で摂取すると、血糖値が上がりやすく、血糖値の変化が急激になります。それは、糖尿病のリスクにもつながります。

朝と午前中の調子が悪い人は、「朝起きて低血糖→具合が悪い→朝食を食べない→午前中低血糖が続く→午前中のパフォーマンスが低い」という悪循環に陥っている可能性があります。

おにぎり１個でもバナナ１本でもいいので、ちょっと食べるだけで「低血糖」は改善しますので、朝調子が悪い人は朝食をとったほうがいいといえます。

◎朝散歩にいい朝食は「バナナ」

とはいえ、朝食を食べる習慣のない人に「朝食をしっかり食べなさい」といっても、なかなか実行するのは難しいものです。そんな人に、おすすめの朝食が「バナナ」です。

なぜならば、バナナはセロトニンの合成を助けるからです。セロトニンの原料は「トリプトファン」という必須アミノ酸です。体内で合成できないので、食事から摂取するしかありません。しかし、トリプトファンだけを摂取しても「ビタミンB6」と「糖質」を一緒にとらないと、吸収がされづらいのです。

バナナは「トリプトファン」「ビタミンB6」「糖質」のすべてが含まれる、セロトニン合成のためのスーパー食材なのです。

ですから、「朝散歩でセロトニンを活性化したい！」という人に、最もおすすめの朝食は「バナナ」なのです。

セロトニンに必要な食材は？

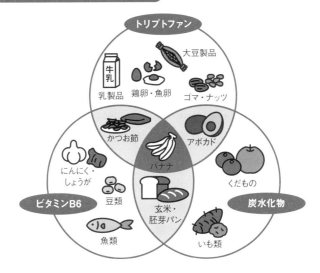

 朝食で「体内時計」をリセット。
朝散歩の効果を最大化。

朝の覚醒度を上げる方法

　寝起きが悪い人は、「朝散歩」をする以前に、「朝起きる」だけでたいへんな人も多いでしょう。そんな方は、以下の4つの習慣をおすすめします。

①カーテンを開けて寝る

　朝日が窓から差し込むことで、自然な目覚めが得やすくなります。セロトニンは、目から太陽の光が入ることで、生成がスタートします。真っ暗な中で急に起こされた状態では、セロトニンがほぼゼロの状態ですから気分が悪いのは当然です。

　カーテンを開けて寝ることで、朝日で目が覚めた直後からセロトニン生成がスタートし、かなり気分はラクになるはずです。

　街灯などで外が明るいのでカーテンを開けて寝られないという方は、アラームと連動した「カーテン自動開閉機」が1万円以下で販売されていますので、そうしたグッズも便利です。

②開眼瞑想

　アラームが鳴っても、朝に弱い人は、アラームを消して、布団をかぶって目を閉じていませんか。あなたがすべきことは、「目を閉じる」のではなく「目を見開く」ことです。3分も目を開けていれば、網膜からの光刺激によって、セロトニンが活性化し、覚醒度が高まり、気分がラクになってきます。

　ただし、何もしないで「3分」目を見開いているのはけっこうたいへんなので、「今日1日」の予定を、頭の中でリハーサルします。「今日1日はこんなふうに過ごしたい」、あるいは「朝から入っている予定を順番にイメージ」していく、イメージトレーニングです。開眼瞑想とでもいいましょうか。開眼瞑想に集中すると、3～5分の時間があっという間に経ち、頭もすっきりとして「今日も1日がんばるぞ」という気力も湧いてきます。

　私は、今日、自分が書く原稿の内容を最初から順番に思い浮かべていく「執筆瞑想」を行っています。すると仕事をスタートした瞬間に、頭の中から文章がほとばしり、ロケットスタートできるのです。

③朝シャワーを浴びる

　人間は、睡眠中は深部体温が下がり、覚醒とともに体温が上昇していきます。逆をいうと、体温が上昇しづらい人は、朝が苦手なので、シャワーなどで強制的に体温を上げることによって、覚醒を促すことが可能となります。「やや熱め」で、シャキッと目が覚める温度がいいでしょう。

　また、低血圧の人も朝に弱い傾向がありますが、シャワーによって心肺機能が上がり、血圧も適度に上昇しますので、そういう意味からも朝の気分を改善します。

④冷水シャワーを浴びる

　普通にシャワーを浴びても、「まだ、頭がボーッとしている」場合は、30秒の冷水シャワーで交感神経にスイッチが入りますので、完全に目が覚めます。

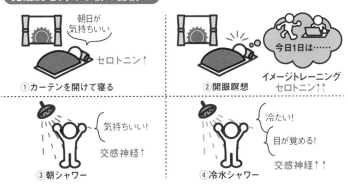

覚醒度を高める朝の習慣

朝日が気持ちいい
セロトニン↑
①カーテンを開けて寝る

今日1日は……
イメージトレーニング
セロトニン↑↑
②開眼瞑想

気持ちいい!
交感神経↑
③朝シャワー

冷たい!
目が覚める!
交感神経↑↑
④冷水シャワー

起きたら交感神経スイッチ ON !
1日のスタートダッシュをきろう。

朝散歩 Q&A

◎朝散歩は「運動」に含まれるのか

CHAPTER 2 で「週に 150 分の運動をしよう」と書きました。朝散歩は、その「必要な運動量」に含めることができるのか? という質問ですが、やや速歩きの快調なスピードで歩けば、当然、「必要な運動量」として含めていいでしょう。

つまり、「朝散歩」の習慣がある人は、最低限の運動量（週 150 分）はクリアです。

ただし、「朝散歩」のような軽い運動量では、十分な「成長ホルモン」や「BDNF」の分泌が期待できませんから、「週に 2 日、45 分以上の中強度の運動」と「週に数回の筋トレ」を加えることをおすすめします。

◎肌を覆ってもいいか? UV カットクリームは?

「紫外線が気になるので、マスクや手袋などで肌を覆ってもいいですか?」「UV カットクリーム、日焼け防止クリームを塗ってもいいですか?」という質問もよく聞かれます。

「セロトニンの活性化」と「体内時計のリセット」という意味では、肌を覆っても問題ありませんが、肌をある程度露出しないと、ビタミン D が活性化しません。

ビタミン D は、肌に紫外線が当たることで活性化します。化粧品の CM で「紫外線は美容の敵」と宣伝されますが、紫外線をまったく浴びない生活も不健康なのです。UV カットクリーム、日焼け防止クリームもまた、紫外線をカットします。

どうしても紫外線が気になる方は、早朝の日差しの弱い時間帯に朝散歩を終わらせることをおすすめします。顔の日焼けが気になる人は、顔だけにクリームを塗るのはありかもしれません。

◎朝散歩の効果が出る期間はどのくらいか

　朝散歩を始めてから、その「効果」を実感するまでには、どのくらいの期間が必要なのでしょうか？　個人差があります。1週間で効果が出る人もいるし、1カ月かかる人もいるでしょう。

　睡眠障害やメンタル疾患がある人、現在、薬を飲んで治療されている方だと、セロトニン神経がかなり弱っている可能性があるので、その場合は3カ月以上は続けてください。

　うつ病などでセロトニンが低下した状態では、セロトニン受容体の数が増えています。セロトニン神経が活性化し、セロトニンが普通に分泌されることで、セロトニン受容体の数が減っていく（正常化する）のに、2～3カ月かかります。

　うつ病の薬物療法でも、同様の理由で、セロトニンが本格的に活性化するのに2～3カ月はかかるのです。

　あまり先のことを考えず、今日、朝散歩をして「気持ちよかった」という体験が重要です。「清々しい」「気持ちいい」という感覚を楽しむことで、「知らず知らずのうちに続けていけるし、気分も体調もよくなっていた！」となるでしょう。

「朝散歩」のまとめ

【朝散歩の基本】
- 起床後1時間以内に、15～30分の散歩を行う。
- 健康な人は、15分。
- メンタルが弱っている人は30分。

【朝散歩の注意点】
- リズムを意識し軽快に歩く。
- 30分以上行う必要はない。
- 無理して「早起き」する必要はない。
- 午前中（遅くとも11時まで）に行う。
- 雨天でも効果あり。
- サングラスはかけない。
- 紫外線を防御しすぎない。
- ジョギングではなく、ウォーキングでOK！

 筋トレを加えれば、
「成長ホルモン」や「BDNF」も分泌。

朝散歩体験談

　朝散歩のやり方について詳しくお伝えしてきましたが、ここまで読んでも「本当にたった15分の散歩で、そんなに効果があるの？」と半信半疑の方も多いと思います。

　朝散歩の効果については、実際に朝散歩を実行して、睡眠、気分、体調、うつ病、パフォーマンスなどを改善した当事者に語ってもらうのがいちばんだと思います。

　私のメルマガで朝散歩の体験談を募集したところ、なんと74人もの方から体験談を寄せていただきました。その中から抜粋して紹介します。

■睡眠がものすごく改善した

　私は現在、大学院で研究活動を行っています。研究活動に寝る直前まで没頭していたためか、「朝散歩」を始めるまで、深夜になってもなかなか寝付くことができませんでした。

　夜にすぐ眠るために、毎日きちんと入浴も行っていたものの、眠れずに布団の中で何時間も過ごす日も多くありました。そのため、朝にすっきりと起きられず、まったく働かない頭を無理やり動かし研究を行うという地獄のような毎日を送っていました。

　そんな中、「朝散歩」に関する樺沢先生のお話を耳にしました。これはすぐ試さないといけないと感じたため、お話を聞いた次の日の早朝に、倦怠感の残る寝起きの身体を何とか起こし、「朝散歩」を行いました。

　すると、今まで感じたことのない透明感が全身を駆け抜け、朝独特の「眠い」感覚が一気に吹き飛び、雨雲がスーッと晴れたかのような爽快感に包まれました。さらに、夜になると強い睡魔に襲われるようになったため、あっという間に眠りに付くことができました。

　この体験以来、「朝散歩」を数カ月間続けています。「朝散歩」

のおかげで、最高の睡眠を手に入れることができたため、研究活動も圧倒的に盛んに行えるようになりました。私の人生は、「朝散歩」によって爆発的によくなったと断言できます。**(奥田Ｙさん　24歳・男性)**

■適応障害がよくなり再就職できた

　前職では適応障害になり、朝も起きられず、家からも出られなくなり仕事を辞めることになりました。どうにかよくなりたい一心で、樺沢先生の朝散歩の動画を見てから一念発起。最初は「靴をはくだけ」「玄関の扉を開けて外に出るまで」「電柱１本目まで」と繰り返していくうちに１年経った今では30分の朝散歩ができるようにまでなりました。

　朝の冷たい空気と起きてすぐに散歩に行くので、頭の中でいろいろな思考が巡って反芻思考が減ったことと、夜も眠気があり朝も決まった時間に起きられるようになりました。再就職し、体力も戻りました。今では朝散歩をしないほうが気持ち悪いくらいです。**(真佑さん　33歳・女性)**

■仕事のパフォーマンスが２倍になった！

　私は朝散歩で人生を大きく変えることができました。いちばんは、睡眠の質が向上して疲れを持ち越さなくなったことです。

　朝散歩は起きてすぐに10〜20分かけて行っています。不思議と朝の不快な気分である「今日の仕事はしんどいな」という気持ちが「やるぞ！」に変わります。以前は仕事のスイッチが入るのが、お昼頃からでしたが、朝からパフォーマンス高く仕事ができ、今までの２倍以上の仕事をこなしている感覚です。

　朝散歩するだけで仕事のパフォーマンスが向上し、メンタルがフラットになり、常に冷静に物事も判断できるようになりました。さらに、いちばんすごい変化は「明るい人間になれた」ことです。

　職場が不安や重い雰囲気になったときに、自分だけ引っ張られず、明るい状態を保てるようになりました。そうすると人間関係にも変化が起きます。上司や上層部に自分から相談することがで

きるようになり、自分の得意な仕事を任せてもらえるようになりました。

　朝散歩の個人的な効果は、1カ月目は睡眠の質がよくなり、メンタル状態も整います。2カ月目では、さらにメンタルがフラットになり仕事のパフォーマンスが向上します。3カ月目は朝散歩でさまざまな変化を得られることに自信を持ち、とても明るくなっていきます。

　朝散歩は病気でなくとも、仕事で成果を出したい、自己成長したい、1日の時間をもっと効率的に使いたい方におすすめです。最近の実感は、眠い状態で朝散歩をすると集中力が一気に上がります。これは、個人的に驚異の発見です。朝散歩の習慣は今後もやっていきます。(まさとさん　24歳・男性)

■うつ病が改善した

　私は夫の転勤に伴ううつ病を発症しました。その後転勤を重ねながら、精神科に6年通院しました。樺沢先生のYouTube動画を拝見し始めたのは、5年目に差し掛かるときでした。樺沢先生の動画をシャワーのように聞き続けました。運動、睡眠、朝散歩の大切さを学び、まずは7時間の睡眠をきっちりと継続しました。

　朝散歩はまだ薬を内服していたので、朝が起きられないときも多くできていませんでしたが、まずは起きたら窓からの光を浴びました。窓辺に座っていることを増やしました。それを続けているうちに内服を減らしていくことができました。1年内服せずに通院だけは続けましたが、主治医からもう来なくてもいいんじゃないかといわれ、カウンセリングも受けていましたが、1年後に終了できたのです。

　内服せずに様子を見ていく1年の中で、窓辺に座ることから始めて玄関外に出て深呼吸、5分ぐらい歩いて帰ってくることを続けたのです。調子は一気には上がりませんでしたが、気分的に後退したりまた少し前進したりを繰り返しました。運動は走ることが元々好きだったので、自宅周りを歩くことから始めて今ではなんと週2時間のランニングが習慣になりました。

　初めは100メートルも走れませんでしたが、15キロまで走れるようになりました。

　効果ははっきりとしてきました。

　①怒りのコントロールができるようになったと思います。物事をポジティブに考える癖がつきました。②夜になると眠くなり中途覚醒なく朝までぐっすり眠れるようになったのです。③お酒を飲みたいという衝動が減りました。④朝お腹が空くようになり、自分で調理することが楽しくなりました。⑤体脂肪10%、体重8キロ減りました。⑥生きているという実感。景色の見え方が変わりました。現在は週25時間働くことができています。精神が不安定になることがなくなりました。樺沢先生、私の命を救ってくださりありがとうございました。(にっこりちこさん　44歳・女性)

■人との交流が楽しくなった

　朝の散歩をしていて思ったことは、30分から45分ほど朝の散歩をした日には、日中とても清々しい気分なのです。

　ぼくは人と話すのがとても苦手なのですが、ただ、朝の散歩をするようになってからは、人と話すのがとても楽しくなりました。

　朝の散歩にはただ気分を明るくさせるだけでなく、人と関係を築く際にも、もっと人と話したい、もっと人とかかわりたい、もっと自分を試したい、そう思わせてくれるだけの不思議な力があると思います。

　朝の散歩、これは人間にとって必要不可欠な日課です。必要でないならセロトニンという脳内物質も最初から備わらなくてもいい状態であったと思います。けれど、人間の脳にはセロトニン神経があります。それを必要な分だけ活性化し、人と交流し、日々の作業を進め、気持ちよく1日を過ごす。朝の散歩は単なる健康活動ではない、人間の必須健康活動であると思っています。(**読書は人間を導くさん　男性・23歳**)

 **自分のペースで、少しずつ。
あなたも朝散歩の効果を感じてみよう。**

HOW TO IMPROVE YOUR
BRAIN AND MENTAL HEALTH

BRAIN+
MENTAL

CHAPTER4

生活習慣
LIFESTYLE

30歳を過ぎてお腹まわりが気になり始めたんですけど、何かいいダイエット方法はないですか？ やっぱり炭水化物を抜くべきかなぁ。

 糖質を制限しすぎると、寿命が縮まりますよ。

 ええっ、また寿命!? じゃあ糖質制限ダイエットって嘘なんですか？

 糖尿病や肥満の人には効果的ですが、そうでない人は過剰摂取さえしなければ、無理して減らす必要はありません。糖質はとりすぎても少なすぎても、死亡率が高まります。
「糖質制限」ではなく「糖質適正」を意識することがおすすめです。甘いものをとりすぎたり、ラーメンとライスをセットで頼んだりしなければ、過剰に制限しなくても大丈夫ですよ。

 甘いもの……疲れるとつい口にしちゃうんですよね。会社のビルにカフェが入っているから、出先から帰ってきたらキャラメルラテとか買っちゃいます。

 砂糖のたっぷり入った飲みものは糖質が多すぎて、最も健康に悪いといっても過言ではありません。カフェにある甘いドリンクやジュースなどです。炭水化物を減らすことを考えるくらいなら、これらを減らすほうがよっぽど健康的ですよ。

ですよね……。ブラックコーヒーなら OK ですか？

はい、むしろ身体にいいです。肝硬変や糖尿病、心臓疾患、**がんなどさまざまな病気のリスクを下げてくれて、頭の働きや運動能力もアップ**します。
コーヒーを飲む人は、**うつ病になるリスクが 20%低く、自殺リスクも半分になる**といわれているんですよ。

へぇ、すごい！　コーヒーは身体だけじゃなく心も整えてくれるんですね。

カフェインには覚醒効果がありますし、集中力や注意力も高めます。仕事の前や運転をする前にコーヒーを飲んで頭をシャキッとさせるのは、科学的にも正しいことなんです。

先生が考える健康的な食事ってなんですか？

やはり、**伝統的な日本食**でしょうね。玄米や発芽玄米、発酵食品、海藻、DHA や EPA といった良質な脂を含む魚介類など、**免疫力を高めてくれる食材がたくさん使われる**からです。「煮る」「蒸す」「生」などの調理法も健康的です。

やっぱり和食が最強ですね。でも和食って、自炊の習慣がないとちょっとハードルが高いですよね……。スバリ、樺沢先生の朝ごはんのメニューを教えてください。簡単にマネできるものだとうれしいです！

私は朝食に、キノコや海藻を入れたお味噌汁を毎日いただいています。主食は、スーパーフードといわれるキヌアを発芽玄米と一緒に炊いたごはん。ビタミン C 以外の

全栄養素を摂取できるといいます。しかもそんなに高価ではないので、継続しやすくおすすめですよ。

たくさんの栄養素が一気にとれるのはいいですね。

和食は、うつ病などのメンタル疾患の予防・改善にも効果的です。それに加えて、3食きちんとバランスよく食べることや、やわらかすぎない食事をよく噛んで食べることも重要。とくに朝食をしっかり咀嚼して食べれば、弱っているセロトニン神経を活性化させることができます。

心と身体の健康には、適切な「睡眠」「運動」「朝散歩」「食事」。生活習慣が大切なんですね。

この本では、「脳と心の健康」を最大化する方法について解説してきましたが、**「脳と心」にいい生活習慣は、そのまま身体にもいいんですよ**。

日本人の3人に2人は、生活習慣病で亡くなっています。「生活習慣の乱れ」を背景に起きるのが、生活習慣病。つまり、「生活習慣を整える」ことが、生活習慣病の最大の予防になるんです。具体的には、**「睡眠」「運動」「食事」「禁煙」「節酒」「ストレス解消」の6大生活習慣を整える**ことです。

逆に、先生が考える「最もよくない生活習慣」ってなんでしょうか？

ワースト1は喫煙かな。病気になるリスクがのきなみ上がります。

肺がんは4.8倍、咽頭がんは5.5倍、すべてのがんリスクが1.5倍。さらにメンタル疾患になるリスクも上がり、睡眠障害は4〜5倍、うつ病は3倍にのぼります。

うわ……。私はタバコは吸わないけど、喫煙者の同僚たちはみんな「集中力が切れたから」って喫煙ルームによく行っています。自分の集中力を上げる方法を知っていて、いいなぁと思ったりします。

 タバコを吸うと、セロトニンやドーパミンといった脳内物質がアップします。だから集中力が上がるように感じるのですが、それはあくまで一時的なもの。
タバコで脳内物質をアップすることを続けていると、吸っていない状態のときに激減してしまい、集中力が下がります。イライラや精神的不安、衝動性が募るようになり、最終的にはメンタル疾患や自殺まで引き起こしてしまうのです。

 集中力を上げたいなら……。

 もうわかっていると思いますが、「睡眠」「運動」「朝散歩」「食事」といった、生活習慣を改善するしかありませんよ。

 ですね（笑）。

まとめ

☑「糖質制限」ではなく「糖質適正」を目指す

☑ コーヒーは身体にもメンタルにもいい

☑ 伝統的な「和食」が最強

☑「脳と心」にいい生活習慣は、「身体」にもいい

☑ いちばん免疫力を下げる習慣は「喫煙」

喫煙者は、喫煙したときしか集中力がない

前章まで、最も重要な生活習慣である「睡眠」「運動」「朝散歩」について解説してきました。ここからは、残りの生活習慣「食事」「タバコ」「お酒」「ストレス対処法」と、うつ病、認知症、生活習慣病など具体的な疾患の予防法についてお伝えします。

タバコは最も健康に悪い。知らない人はいないと思いますが、喫煙がどのくらい健康に悪いのか表にまとめてみました。

喉頭がんで5.5倍、肺がんで4.8倍、全がんリスクが1.5倍になります。男性の場合、すべてのがん死亡の約3割は喫煙による影響と考えられます。喫煙は、「がん」の最大の原因ともいえます。

大まかにまとめると、タバコを吸わない場合に比べると、約10年寿命が短くなります。喫煙者の半数は15年、4分の1の人は25年、本来の寿命よりも早く亡くなっています。

日本では、喫煙が原因で年間12〜13万人が死亡し、受動喫煙が原因で1.5万人が死亡しています。

タバコは「身体」に悪いということは、知っている人は多いと思いますが、タバコは「メンタル」にも極めて悪いのです。

喫煙者は、うつ病リスクが3倍、認知症リスクが1.4〜1.7倍、

喫煙はものすごく健康に悪い

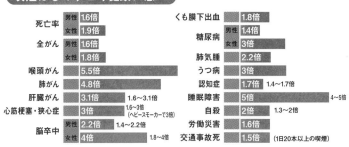

死亡率	男性	1.6倍	
	女性	1.9倍	
全がん	男性	1.6倍	
	女性	1.8倍	
喉頭がん		5.5倍	
肺がん		4.8倍	
肝臓がん		3.1倍	1.6〜3.1倍
心筋梗塞・狭心症		3倍	1.6〜3倍（ヘビースモーカーで7倍）
脳卒中	男性	2.2倍	1.4〜2.2倍
	女性	4倍	1.8〜4倍
くも膜下出血		1.8倍	
糖尿病	男性	1.4倍	
	女性	3倍	
肺気腫		2.2倍	
うつ病		3倍	
認知症		1.7倍	1.4〜1.7倍
睡眠障害		5倍	4〜5倍
自殺		2倍	1.3〜2倍
労働災害		1.6倍	
交通事故死		1.5倍	（1日20本以上の喫煙）

睡眠障害が4～5倍、自殺リスクを1.3～2倍にも高めるのです。

　日本人の喫煙率は、男性で29.0％、女性8.1％です（厚生労働省調べ、平成30年）。

「タバコを吸うと集中力が高まる」「ストレス発散になる」といいますが、これは完全に間違いです。喫煙者はニコチン依存症になっているので、普段から集中力が大幅に低下しています。タバコを吸うことによって、それがようやく正常レベルにまで戻る。本人は、それを「集中力が上がった」「イライラが取り除かれ、ストレスが解消した」と勘違いしているだけなのです。

「喫煙者の脳の中」を図にしてみました。喫煙者は、喫煙したときだけ、非喫煙者と同程度の脳波、すなわち覚醒度（集中力）に戻ります。しかし、10～15分で脳の働きは再び低下し、30～40分するとニコチン欠乏となり、タバコが吸いたくなるとともに、覚醒度や集中力も下がり、イライラも出現します。こうした状態では、交通事故や仕事上のミスが引き起こされます。

　喫煙者は、1日の大部分をパフォーマンスがものすごく低い状態で仕事をしているのです。

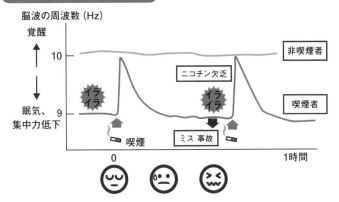

喫煙者の脳の状態

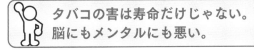

タバコの害は寿命だけじゃない。
脳にもメンタルにも悪い。

タバコの害を帳消しにする方法

「10年、20年と喫煙しているので、今さら禁煙しても手遅れ」と思う人も多いかもしれませんが、それは完全に間違いです。

肺がんのリスクでいうと、5年の禁煙で約半分、10年の禁煙で喫煙しない人とほぼ同程度の発病リスクまで下がります。さらに、脳卒中、心筋梗塞の場合は、わずか5年の禁煙で、喫煙しない人と同程度に下がります。禁煙によって進行した動脈硬化も、2年の禁煙でかなり改善するといいます。

大まかにいうと、今から10年禁煙すると、今までのタバコの健康へのマイナス効果を帳消しにできるということ。禁煙に「手遅れ」はないのです。

なぜ禁煙は、難しいのか。それは、「ニコチン依存症」だからです。

つまり、「アルコール依存症」や「薬物依存症」と同じ。「吸いたい！」という猛烈な欲求は、「脳からの指令」なわけで、それを振り払う、我慢するというのは、並大抵のことではできません。「タバコは生活の一部」という心理依存と「吸わないとイライラする」という身体的依存の2つが揃って依存症となります。

◎禁煙を成功させる方法

（1）禁煙補助薬を使う

禁煙補助薬を使うことで、「身体的依存」をかなり軽減することができます。禁煙補助薬には、ニコチンガム、ニコチンパッチ、経口薬（チャンピックス）の3種類があります。

ニコチンガム、ニコチンパッチは薬局でも買えます。ニコチンガムは噛んでいる間に一時的にニコチンを補充するものですが、ニコチンパッチは経皮的に均等にニコチンが吸収されますので、禁断症状を抑える効果が非常に高いです。

禁煙補助薬を利用すると、自力の禁煙に比べて禁煙成功率が3〜4倍高まります。

（2）禁煙外来に通う

　禁煙外来で処方されるチャンピックスは、禁断症状を軽減するとともに、タバコを吸いたいという気持ちを抑える効果もあります。チャンピックスは、ニコチンパッチよりも禁煙成功率が1.5倍高まるという報告があります。

　禁煙外来の効果についての研究によると、約8割が治療終了時点で4週間以上の禁煙に成功し、約5割が治療終了後9カ月間の継続禁煙に成功しています。

禁煙成功の道筋

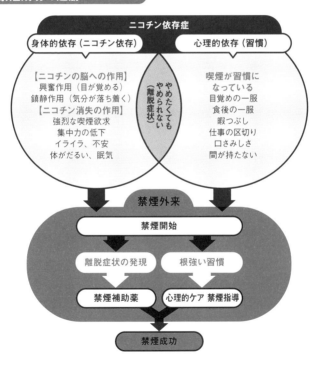

 タバコは依存症。
迷わず補助薬や専門家の力を借りよう。

「酒は百薬の長」は最新科学では嘘

「少量の飲酒は健康にいい」という話を、聞いたことがある人も多いと思います。

一昔前は、Jカーブといって少量の飲酒は、まったくお酒を飲まない人よりも死亡率が低い。「少量の飲酒は健康にいい」といわれていました。しかし2018年、世界的に権威ある雑誌「ランセット」に掲載された大規模研究によると、「お酒は、飲めば飲むほど健康に悪い」という結果になっています。

同研究において、心筋梗塞に関してはJカーブの傾向が認められましたが、乳がん、結核などは、少量の飲酒でもリスクの上昇が認められ、全疾患を合計するとJカーブではなく、右上がりのグラフになるのです。

「少量の飲酒は健康にいい」というのは、現在はほぼ否定されています。お酒を飲まないのが、最も健康であるといえます。

飲酒量が、純アルコール摂取量で100g/週増加するごとに、脳卒中1.14倍、心不全1.09倍、高血圧1.24倍に増加。お酒を飲めば飲むほど、病気リスクは高まります。また多量の飲酒によって、脂肪肝となり、それが進むと肝硬変になります。肝硬変になると、食道静脈瘤など、命にかかわる状態となります。

飲酒は、メンタル疾患のリスクも大きく高めます。大量飲酒者では、うつ病のリスクが3.7倍、認知症のリスクが4.6倍、自殺リスクを3倍にも高めます。

さらに飲酒を長期に続けていると、アルコール依存症のリスクが飛躍的に高まります。自分はそれほど飲んでいないのでアルコール依存症は関係ないと思っている人がほとんどですが、男性の1.9%がアルコール依存症です。なんと、50人にひとりです。

アルコール依存症の予備軍は、その数倍いると推計されますので、まったく人ごととはいえません。

　とはいえ、お酒好きの人がお酒を完全にやめるのは難しく、お酒はコミュニケーションの潤滑剤の役割もあります。健康を害さない、適量飲酒とはどのくらいの飲酒量なのでしょう？

　厚生労働省が発表した「健康日本21」に掲載される、「健康を害さない1日の飲酒量の目安」は、下図の通りです。

　純アルコール摂取量で1日に20gまではOKとされます。

　また別の研究では、週100gの飲酒量を超えると、寿命が1.3～1.6年縮む。ということで、週100g以下の飲酒であれば、おおむね問題ないとされます。

　逆に生活習慣病のリスクを高める飲酒量としては、1日40g、週200g以上。これを超えている方は、要注意です。

　1日20g以下が「適量飲酒」、1日40gを超えると「生活習慣病」のリスクを高める飲酒量、1日60gを超えると「多量飲酒」、つまり明らかな飲みすぎです。

健康を害さない、1日の飲酒量の目安

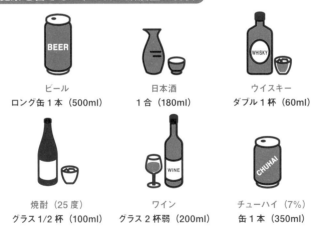

ビール
ロング缶1本（500ml）

日本酒
1合（180ml）

ウイスキー
ダブル1杯（60ml）

焼酎（25度）
グラス1/2杯（100ml）

ワイン
グラス2杯弱（200ml）

チューハイ（7%）
缶1本（350ml）

純アルコール量20gまたは摂取OK　　　「健康日本21」（厚生労働省）をもとに作成

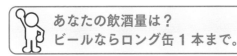

あなたの飲酒量は？
ビールならロング缶1本まで。

やってはいけない飲酒法

お酒は、量だけではなく、「飲み方」「目的」「シチュエーション」なども非常に重要です。それを間違えるから、飲酒量が増えて、身体を壊したり、うつ病になったり、アルコール依存症になったりするのです。

やってはいけない飲酒法ワースト5を教えます。

【ワースト1　たくさん飲む】

前項で「適量飲酒」の量をお伝えしました。1週間で合算して調整するといいでしょう。1週間だと100g/週が適量飲酒です。1日おきに飲むとすれば、500gの缶ビールが2本まで飲めます。

外で飲むときは、「飲み放題」はやめましょう。意味もなくたくさん飲んでしまいます。定額でたくさん飲めるのでお得と思うかもしれませんが、健康を害するリスクを高めるだけなので、結果として大損します。あと最近では、ストロング系酎ハイに注意しましょう。500ml（8%）で純アルコール32gを含みます。ウイスキーのストレート（シングル）3.5杯分です。

【ワースト2　毎日飲む】

精神科医としてお伝えしたいことは、適量であっても、1週間毎日飲み続けるのは、「極めて」よくないということ。肝臓がアルコールを分解し続けて休む暇がないので、肝機能が悪化します。さらに、毎日の飲酒は、アルコール依存症のリスクを飛躍的に高めます。

お酒を一滴も飲まない日。休肝日が週に2日以上は、絶対に必要です。

ちなみに、飲酒習慣のある男性のうち、6割は休肝日がない（週5日以上の飲酒）といいます。1週間の飲酒量が同じでも、休肝日がない人（週5日以上の飲酒）は、総死亡リスクが中量飲酒群で1.5倍。大量飲酒群で1.8倍にもなります。1日おきに飲むようにするだけで、脳や肝臓へのダメージをかなり減らすことができます。

【ワースト3　寝る直前に飲む】

「寝付きをよくする」目的でお酒を飲むのは、絶対やめてください。逆に睡

眠の質が悪くなります。飲み会がある日などは、最終飲酒から2時間以上時間をあけて眠ると、アルコールの睡眠に対する悪影響はかなり減らせます。

【ワースト4　ストレス発散で飲む】

そもそも、「お酒はストレス発散できる」という考えは、科学的に間違いです。

お酒を飲むとストレスホルモンであるコルチゾールの分泌が増えます。また、長期で飲むとストレス耐性が下がり、「抑うつ」も高まります。「うつ」気味の人が、毎日お酒を飲むと、「うつ病」の世界に一直線に向かいます。

【ワースト5　「問題行動」を起こすまで飲む】

「記憶がなくなる」「人格が変わる」「パワハラ、セクハラをする」「ケガをする（させる）」などの問題行動を起こすようなら、あなたの飲酒は度をすぎていて危険な状況です。アルコール依存症の予備軍か、実際にアルコール依存症になっている可能性も高いでしょう。

正しいお酒の飲み方、間違ったお酒の飲み方

正しいお酒の飲み方	間違ったお酒の飲み方
楽しく飲む	ストレス発散で飲む
祝杯、自分へのご褒美	嫌なことから「逃げる」ために飲む
楽しい話題、ポジティブな話題	悪口、愚痴をいいながら飲む
夢を語る	ネガティブな話題
親しい仲間、友人と楽しく飲む	ひとりで飲む
お酒でコミュニケーションを深める	コミュニケーションを壊す問題飲酒（ケンカ、暴力、記憶がなくなる）
週2日以上の休肝日	毎日飲む
適量飲酒	大量飲酒、二日酔いになるまで飲む
酔いを少し覚ましてから眠る（睡眠への悪影響を減らす）	寝酒（寝る前に飲む）
水を飲みながら飲む（アルコールの分解が促進する）	お酒だけを飲む

 飲むなら、気のおけない人と、ポジティブな話をしながら。

パフォーマンスを上げるストレス、下げるストレス

　健康診断で「糖尿病」や「高血圧」の予備軍と指摘された人は、医師から「ストレスを減らしてください」といわれます。しかし、「ストレスを減らせ」といわれても、ほとんどの人は実際に何をすればいいのかわからないと思います。

　ストレスという言葉は、非常にありふれた言葉でありますが、実際にストレスの特徴や、正体、そしてその正しい対処法を知っている人は、少ないと思います。

　ストレスに対する正しい情報、正しい「ストレスを解消する方法」をお伝えします。

①「ストレスは健康に悪い」と思うほど、健康に悪い

　強度のストレスがある場合、死亡リスクが43％も高まりました。しかし、それは「ストレスは健康に悪い」と考えていた人たちだけにあらわれました。「ストレスは健康に悪い」と思っていなかった人たちは、死亡リスクが低い。それどころか、「ストレスがほとんどない」人たちよりも、死亡リスクが低かったのです。
『スタンフォードのストレスを力に変える教科書』（大和書房）の著者、心理学者のケリー・マクゴニガルはいいます。

　ストレスを過剰におそれたり、心配するほど、ストレスの健康被害があらわれる。ストレスは人を成長させる。ストレスについての考え方を変えるだけで、人々はもっと健康で幸せになれるのです。

②適度なストレスで、人間のパフォーマンスはアップする

「適度なストレスは必要である」ということは、100年以上前のヤーキーズとドットソン博士の研究で、すでに示されています。ストレスや緊張が強すぎても、少なすぎても脳のパフォーマンスは下がる。「適度なストレスでパフォーマンスは最大化する」と

いうのが、ヤーキーズ・ドットソンの法則です。

　ストレスは害ではなく、私たちの生活に必要なものなのです。

③1日中、緊張が持続するのがよくない

「そうはいっても、ストレスは健康によくない」という反論もあるでしょう。ストレスが健康によくないのは、ストレスが1日中続く場合です。

　例えば、職場の人間関係がストレスになっている場合。会社から一歩外に出たら、「会社の人間関係」をまったく考えないようにする。「楽しいこと」「おもしろいこと」に集中し、リラックスして過ごせれば、日中のストレスは蓄積しません。

④ストレスは自分では自覚しづらい

　強いストレスを受けているのに「自分はストレスがない」という人は多いです。ストレスを受けると認知機能が低下し、ストレスを自覚できなくなるので注意してください。

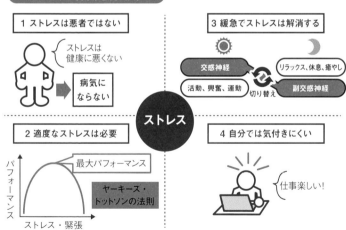

ストレスの特徴を知ろう

1 ストレスは悪者ではない
ストレスは健康に悪くない　→　病気にならない

3 緩急でストレスは解消する
交感神経　活動、興奮、運動　切り替え　リラックス、休息、癒やし　副交感神経

ストレス

2 適度なストレスは必要
パフォーマンス　最大パフォーマンス　ヤーキーズ・ドットソンの法則　ストレス・緊張

4 自分では気付きにくい
仕事楽しい！

ストレスを味方につけて、「緊張」と「リラックス」を切り替えよう。

脳を破壊するストレス解消法

「間違ったストレス解消法」をしてしまうと、ストレスを減らすどころか、脳を酷使することで、ストレスを悪化させてしまう。まったくの逆効果になってしまいます。

　間違ったストレス解消法、ワースト5をお伝えします。

【ワースト1　お酒】

　ストレス解消法として、いちばんに挙げられるのは「お酒」でしょう。私もお酒が大好きですが、お酒は楽しく飲むものであって、ストレス解消のために飲んではいけません。なぜならば、お酒はストレス解消どころか、ストレスを悪化させるからです。

　たまに飲む分には、いいと思います。しかし、ストレスを抱えている人は、毎日飲むのです。あるいは、2日、3日も連続して飲みに行くとか。

　お酒は、間違いなく睡眠を悪化させます。睡眠の質を下げ、睡眠の持続が悪くなり、睡眠時間が短くなります。ストレスにいちばんいいのは、「睡眠」です。睡眠を悪化させる「お酒」は、ストレスにものすごく悪いです。

　お酒を飲んでも、その瞬間だけは「嫌なこと」を忘れられますが、問題は何ひとつ解決しません。問題の「先送り」です。それを1週間、1カ月続けると、事態は著しく悪化し、間違いなくストレスは増えているはずです。

　飲酒は、ストレス発散には逆効果です。

【ワースト2　朝まで遊ぶ】

　ストレスがたまったときに、「朝までカラオケ」「朝までクラブで踊ろう」という人は多いと思います。カラオケやダンスは、ストレス発散法としておすすめです。しかし、それを「朝まで」やるとなると、話は別です。せっかくのストレス発散も、「徹夜」「睡眠不足」によるマイナス効果によって、トータルで「マイナス」になります。

【ワースト3　悪口】

　上司や会社の悪口大会。「悪口でストレス発散」は逆効果です。アドレナリンが出て交感神経優位になります。ネガティブな体験や記憶が余計に強化さ

れ、本来忘れたほうがいいことも、記憶にへばりつくのです。

友人との会話はストレス発散になりますが、建設的、ポジティブ、前向きな話をすべきです。

【ワースト4　ギャンブル、ショッピング】

ストレス発散の方法に、ギャンブル（パチンコ、競馬）や買い物をするという方も多いでしょう。これもたまにだといいと思います。しかし、たまにではすまされなくて常習化し、依存症になる人もたくさんいます。

ギャンブルやショッピングは、その瞬間は楽しい。幸福物質のドーパミンが出るから。しかし、すぐにまた同じ「快楽」がほしくなる。そして、「依存症」に陥るのです。

「お酒」もそうですが、「ギャンブル」「ショッピング」「ゲーム」など、依存症になりやすいもので、ストレス発散すべきではないのです。

【ワースト5　ゲーム、テレビなど興奮系娯楽】

仕事で疲れているときや、ストレスがかかっているときは、無性にゲームがしたくなります。数時間であればいいでしょうが、それだけではやめられなくなります。次の日仕事なのに、朝3時、4時までやめられないという人もいるでしょう。

ゲームなどの視覚系・興奮系娯楽は、脳を興奮させます。アドレナリンを分泌し、交感神経優位にします。ストレス解消に必要なのは、「リラックス」であり「副交感神経優位」の状態。興奮によって、一時的に脳を誤魔化すだけで、ストレス解消には、やはり逆効果です。

悪いストレス解消法、いいストレス解消法

悪いストレス解消法		いいストレス解消法
興奮	⬌	休息、休養
エキサイティング	⬌	リラックス
急	⬌	緩
楽しい、やめられない	⬌	のんびり、ゆったり
ドーパミン	⬌	セロトニン　オキシトシン

 悪口は「ネガティブ思考」の
トレーニングをするようなもの。

科学的に正しいストレス解消法

①ストレスに対応する

　ある程度、自分のストレスを自覚できたなら、そのストレス源を取り除くか、できるだけ少なくなるように対応してください。

　自分の上司とそりが合わないのでストレスになる、上司を変えられないのでストレスは取り除けない、と多くの人は思います。実際には、あなたの「考え方」や「行動」を少し変えるだけで、人間関係のストレスは９割は減らせます。

　その方法については、拙著『ストレスフリー超大全』（ダイヤ

ストレスへの対処法の例

解決できない悩みがある	1　本、ネットで悩みの解決法を自分で調べる 2　友人や専門家に相談する 3　ガス抜きする（原因は解決されなくても、気分は９割ラクになる）
他人と自分を比べてしまう	1　他人ではなく、過去の自分と比べる 2　他人と比較するのではなく、他人を観察し、モデリングする（手本にする） 3　「妬む」ではなく「リスペクト」する
職場に嫌いな人がいる	1　「好き／嫌い」に普通の評価を加える 2　悪口をいわず、「いいところ」を探す 3　信頼関係をゼロから構築していく
悪意を向けてくる人の対処法	1　スルーする（受け流す、真に受けない） 2　スルー言葉を使いわける 3　適当にほめておだてる 4　嫌いな相手を味方にする
職場の人間関係が悪い	1　職場の人間関係は深める必要はない（家族やプライベートの人間関係で癒やされればいい） 2　キーマンとの関係性だけに集中する 3　社内に、相談者をひとりつくる 4　仕事で結果を出す（職場は人間性よりも仕事で評価される）
仕事が楽しくない	1　さっさと基本から卒業する 2　「工夫」の追加で、仕事は楽しくなる 3　「やらされ仕事」ではなく、自分で考え、率先して動く 4　基本を身につけて、次のステージに進化する
不安が強い	1　睡眠、運動、朝散歩で体調を整える 2　とりあえず行動する 3　「話す」「書く」で不安を吐き出す

『精神科医が教えるストレスフリー超大全』（樺沢紫苑著、ダイヤモンド社）をもとに作成

モンド社）で詳しく解説したので参考にしてください。人生での
ありとあらゆるストレスを軽減する方法が書かれています。

②「変えられないストレス」を減らす方法

　長期にストレスがかかると、ストレスホルモン（コルチゾール）
が上昇します。科学的根拠のある「ストレスホルモンを低下させ
る方法」が６つあります。「睡眠」「運動」「コミュニケーション」「笑
う」「入浴」「瞑想・マインドフルネス」です。

　日中、職場などであなたがどれだけ「甚大なストレス」を受け
ていたとしても、家でこれらの「ストレスホルモンを低下させる
方法」つまり、「ストレスを減らす方法」を実行することで、ス
トレスを減らすことができます。

　ストレスの原因を取り除くのがいちばんですが、それが無理な
場合でも、これらの方法でもかなりのガス抜きができます。

　寝る前２時間をリラックスして過ごすと、睡眠も深まり、それ
だけでもストレスのほとんどは解消します。「寝る前２時間のリ
ラックス法」については、CAPTER1で詳しく解説しました。自
分に合ったリラックス法を、生活の中に取り入れてください。

　宵越しのストレスは持たない。その日にためたストレスは、そ
の日のうちに解消する。これが、最も理想的なストレス解消法で
す。

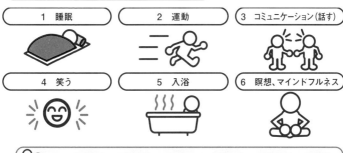

ストレスホルモンを低下させる方法

| 1 睡眠 | 2 運動 | 3 コミュニケーション（話す） |

| 4 笑う | 5 入浴 | 6 瞑想、マインドフルネス |

その日のストレスは、その日のうちに。

うつ病を予備軍で食い止める方法

　現在100万人以上の人がうつ病で治療を受けています。うつ病（気分障害を含める）の生涯有病率は6.7％といいます。つまり、15人にひとりはうつ病になるということ。12カ月有病率は、2.2％。ここ1年でうつ病を患っている人は、50人にひとり。つまり、50人の職場があれば、そのうち誰かひとりはうつ病で休職していておかしくないのです。

　うつ病は、最も多いメンタル疾患のひとつであり、誰もがなりうる最も警戒すべきメンタル疾患といえます。

　うつ病は、「心の風邪」といいますが、それは早期発見、早期治療した場合の話。こじらせると非常にやっかいで、職場復帰、社会復帰するのに数年かかる場合も珍しくありません。「心の風邪」というよりは、「心の骨折」。再発率は約50％ともいわれ、一度かかると極めてやっかいな病気です。

◎予備軍の状態で必ず治せ

　健康だった人が、ある日突然、うつ病になるということはありません。「前うつ」「軽うつ」と呼ばれる「予備軍」の状態を経て、数カ月かけて、「うつ病」に至ります。

「前うつ」の状態であれば、生活習慣を整え、ストレスを減らし、きちんと休養をとるだけで1～2週間で治ります。

　しかし、いったん「うつ病」を発病してしまうと、最低でも数カ月、場合によっては数年もかかる。極めて治りづらい状態に陥ります。

「うつ予備軍」とは「風船がはちきれそうな状態」で、「うつ病」とは「風船が破裂した状態」。「前うつ」の段階で膨らんだ風船の空気を抜くのは簡単ですが、破裂した風船を完全に修復してもとに戻すのは極めて難しいのです。

　つまり、「前うつ」の段階で、きちんと対応すれば「うつ病」

には進行しません。うつ病は、予備軍の状態で必ず治す。これだけは、覚えておいてほしいです。

◎うつ病の予防法

うつ病の予防法は、「睡眠・運動・朝散歩」です。私は、「睡眠・運動・朝散歩」こそが、究極の「うつ病予防」であり、「すべてのメンタル疾患の予防法」と考えます。ですから、元気なときから、つまりメンタル的になんの問題もないときから、「睡眠・運動・朝散歩」をあたりまえの習慣にしてほしいのです。

「うつ予備軍」の状態から、「健康」の状態に戻す方法もまた、「睡眠・運動・朝散歩」です。

「飲酒・喫煙」も重要なメンタルの悪化因子。そして、「休養」「ストレス解消」も必須です。「休養」とは、頭の中を空っぽにすることです。家に帰っても、「会社での失敗」「会社での人間関係」「不安なこと」を考えていては、休養にもリラックスにもなりません。

「睡眠」「運動」「朝散歩」「禁煙・節酒」「休養」「ストレス解消」を、普段からの習慣にしてください。

うつ病の予防法・前うつの改善法

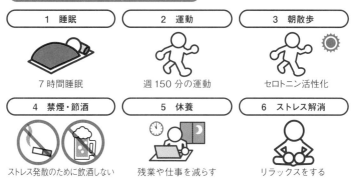

1 睡眠	2 運動	3 朝散歩
7時間睡眠	週150分の運動	セロトニン活性化

4 禁煙・節酒	5 休養	6 ストレス解消
ストレス発散のために飲酒しない	残業や仕事を減らす	リラックスをする

朝は歩いて、夜は眠る。
うつ病予備軍で食い止めよう。

仕事のミスは、脳疲労の兆候

今、私たちがすべきことは、うつ病の予防です。ですから、明らかにうつ病になる前に、「前うつ / 軽うつ」の予備軍の状態で発見したい。私の経験から導かれた、「前うつ / 軽うつ」の兆候を3つお伝えします。

①ミスが増える

「ミスが増える」というのは、非常に多いです。会議の予定をすっぽかす。書類の提出を忘れていた。電車の棚にカバンや荷物を置き忘れる、というのも多いです。

「ミスが増える」というのは、「うつ」の兆候というよりは、脳が疲れている「脳疲労」の兆候です。ここで、きちんと睡眠、休息をとって「脳の疲れ」を回復すれば、「うつ病」への進行を食い止められます。

②朝、起きるのがつらい

朝、起きるのがつらい。午前中の調子、気分が悪い。これらの兆候は、セロトニンが低下している兆候です。これが何カ月も続くと、「うつ病」に進行する可能性もあります。また、「ぐっすり眠れない」「寝付きが悪い」「途中で目が覚める」という睡眠障害も、うつ病の前兆の可能性があります。

「睡眠の改善」とセロトニンを活性化するための「朝散歩」が必須です。

③全身倦怠感などの身体症状

身体が重だるい。全身倦怠感。睡眠で疲れがとれない。慢性的に疲労がたまった感じがするのも同様です。それらが局所的にあらわれると、頭痛、頭重感、肩こり、首のこりという訴えも多い。

うつ病患者の6割は、最初に「精神科」ではなく「内科」など

の身体科を受診します。そこで一通り検査をして異常がない場合は、メンタルが疑われます。

うつ病というのは、「精神症状」がメインと思うかもしれませんが、「精神症状」と「身体症状」が半々で、初発症状としては「身体症状」で出る場合が多いのです。

以上の３つの症状に当てはまる人は、非常に多いのではないでしょうか。いずれも「脳疲労」「身体的疲労」がたまっている状態で、「うつ病」に限らず、すべてメンタル疾患や生活習慣病の予備軍の症状にも通じます。

ということで、これらが見られた方は、「睡眠、運動、朝散歩、節酒・禁煙、休養、ストレス発散」。６つの生活習慣改善を徹底して行ってください。

もしそれでも効果がなく、「気分の落ち込み」「何をしても楽しくない」「意欲の低下」など「うつ病の症状」が追加で見られるようになってきた場合は、すぐに精神科を受診してください。

前うつ・軽うつの３つの兆候

| 1　ミスが多い | 2　朝がつらい | 3　身体的症状 |

会議の予定、
書類提出を忘れる

寝起きが悪い、
午前中の調子が悪い

全身倦怠感、疲れがとれない
なんとなく調子が悪い

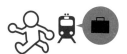

電車に荷物を忘れる

睡眠障害

頭痛、頭重感、
肩こり、首のこり

いつもの仕事でミスが増えたら、
脳疲労のサイン。

「ストレスに強い人」は何が違うのか

「ストレスに強くなりたい」「ストレス耐性を高めたい」という人は多いと思います。

一昔前は、メンタル疾患にならないために、「ストレス耐性を高めよう」といわれていました。しかし、最近ではストレスを我慢する、耐え忍ぶのではなく、受け流したほうがいいと考えられています。それを示す言葉が「レジリエンス」です。

レジリエンスとは、元々はバネの「弾力性」を示す言葉ですが、「心の回復力」「心の復元性」、私は「心のしなやかさ」という訳を好んで使っています。

「心が折れる」という表現がありますが、それは耐え忍ぶから折れてしまうわけです。レジリエンスを高めることで、ストレスを「受け流す」ことができれば、決して「折れる」ことはありません。

◎レジリエンスを高めるメリット
【メリット１】メンタル疾患になりづらい

メンタル疾患の最大の原因は、ストレスです。ストレスを上手に処理できないので、心も身体も疲れてしまい、メンタル疾患になるリスクを高めていきます。

レジリエンスが高い人は、ストレスを上手に受け流すことができます。レジリエンスを高めることは、メンタル疾患の最大の予防になります。

【メリット２】メンタル疾患が治りやすい

「メンタル疾患が治りません」という人は、「レジリエンスが低い」可能性があります。物事を悲観的に捉え、目先の症状に一喜一憂し、すぐに「自分には無理」と思い、主治医にも相談しない。そのような「思考パターン」になっていないでしょうか。「メンタル疾患を治す」「再発しない」ためには、「レジリエンスを高める」

ことが不可欠です。

【メリット3】身体疾患の予防、長生きできる

　メンタル疾患に限らず、「職場のストレス」や「人間関係」のストレスは、身体疾患の原因になります。そうしたストレスを受け流すことで、身体の病気になるリスクを減らすことができます。

　ボストン大学の楽観度と健康状態の関係性を調べた研究によると、楽観度が最も高いグループは、寿命が平均より11〜15%も長く、85歳まで生きる確率がかなり高いことがわかりました。

　レジリエンスを高めることによって、病気にならない、長生きすることも可能になるのです。

【メリット4】悩みがなくなる、人生が楽しくなる

　職場のストレスを上手に受け流せるようになったなら、人間関係の悩みも消えて、毎日仕事が楽しくなるはずです。そして、仕事にも集中できて、仕事の成果も出せるはずです。

　レジリエンスを高めると、「悩み」や「ストレス」から解放され人生が楽しくなり、メンタル疾患、身体疾患、両方の予防ができて、長生きできる。究極の健康法であり、幸福になる方法が、「レジリエンスを高める」ことなのです。

レジリエンスとは？

ストレス耐性	レジリエンス
もう無理	全然平気
（ストレスを）全力で受け止める	（ストレスを）スルッとかわす

どうにもならないこともある。
スルースキルを高めよう。

自分は「ストレス」に強いのか、弱いのか

　レジリエンスを高める重要性は理解できたと思いますが、具体的なイメージが湧かないかもしれません。そこで、「レジリエンスの低い人、高い人」の特徴を表にまとめました。

レジリエンスの低い人、高い人

レジリエンスの低い人	レジリエンスの高い人
ネガティブ or 無理してポジティブになる	ニュートラルでいる
0 か 100 で考える（二分思考）	グラデーションで考える
完璧主義	だいたい、ボチボチでいい
「無理」が口癖	「なんとかなる」が口癖
「これじゃダメだ」が口癖	「それでいい」が口癖
悲観的	楽観的
感情コントロールが苦手	事実と感情をわけて考える
「前例がないのでできない」と考える	「なんとかできる方法はないか」と考える
最初の目標に固執する	目標を変更する（柔軟性）
融通が利かない、頑固	柔軟に考える、切り替え上手（柔軟性）
まじめ	自由
プライドや体面を気にする	結果にこだわる（結果オーライ）
現実を受け入れない	現実を受け入れる（受容力）
細かいところにこだわる	全体を見通す（大局観）
一喜一憂する	長期的に考える（大局観）
人を信頼しない、まず疑う	人を信頼する、まず信じる（つながり）
自分ひとりで解決しようとする（孤独）	人に相談する（つながり）
「変えられない」ことを変えようとする	「変えられない」と「変えられる」をわけて考える
過去や未来を気にして不安になる	今に注目する
「どうしようもない」と思う	「なんとかなる」と思う（自己効力感）
生真面目、真に受ける	笑い、ユーモアで受け流す（ユーモア力）

　これを見ていただくと、自分のレジリエンスが高いのか、低いのか。また、自分のどの部分を改善していけばいいのかも、自ずとわかるはずです。

　では、具体的にレジリエンスを高めるにはどうすればよいのか？
　レジリエンスには、9つの能力があります。

(1)「自尊感情」（自分を過小評価しない、自己否定しない）
(2)「自己効力感」（自分にできる、という感覚）
(3)「感情コントロール」（感情的にならない）
(4)「楽観性」（すぐ悲観的にならない）
(5)「思考の柔軟性」（融通が利く）
(6)「大局観」（全体を見通す）
(7)「つながり」（ひとりで悩まない、相談する）
(8)「洞察力」（自分や周囲を客観的に洞察する力）
(9)「ユーモア」（笑いで受け流す）

　9つの能力をそれぞれ高めていくことが、レジリエンスを高める方法となりますが、それを詳しく説明していくと1冊の本になってしまいます。

　結論からいいますと、本書の内容や、『アウトプット大全』など今までの私の本の内容を実践すると、レジリエンスが高まります。アウトプットをする、つまり「話す」「書く」「行動する」ということが、レジリエンスを高めるためには必須です。
　具体的にどのようなアウトプット、トレーニングをすればいいのかは、『アウトプット大全』や『ストレスフリー超大全』にすでに書かれていますので、参考にしてください。

　不安になったら、
「なんとかなる」を口癖にしよう。

LIFESTYLE 生活習慣 80 「人生100年時代」を生き抜くには

「人生100年時代」となった今、最も予防すべき病気のひとつは「認知症」です。先述したように、80歳以上で5人にひとり。90歳以上で5人に3人が認知症。つまり、長生きするほど避けられない病気です。

　認知症を予防する方法として「運動」と「睡眠」が極めて重要であることは、すでに伝えました。「運動」「睡眠」の他に、認知症を予防する方法を紹介します。

①孤独を防ぐ、つながり
「孤独」な人と比べて、「社会的つながり」が多い人は、認知症リスクが46％低下したという研究があります。

　町内会。ご近所さんとの会話。友達とお茶をする。習いごと。なんでもいいので、週2〜3回以上、人と会う予定が入っていることが重要です。

　それから、「子ども、孫と会う」のもいいことです。楽しいですし、体力も使う。子どものいる方は、子どもを連れてできるだけ高齢の親に会いに行くことが、親の認知症予防につながるのです。

②認知的予備能、大人の学び
　世界中の認知症研究で、非常にエビデンスが強い認知症予防の因子として「認知的予備能」というのがあります。「学校教育を受けた年数が短いほど、アルツハイマー病及びその他の認知症のリスクが増大する」という結果が多数出ています。

　たくさんのことを学んだ「認知的予備能」が高い人は、多少の神経細胞が死んでも、脳のニューロン間の代替経路を使用することができるためです。

　つまり、たくさん学んでいる人ほど、認知症になりづらい。ですから、高齢者になっても、リタイアしたあとも、「学び」続け

ることが重要です。

　パソコンやスマホの使い方を学ぶのもよし。カルチャーセンターに通うのもよし。漢字検定や語学の勉強もいいでしょう。

③趣味

「趣味」の活動は、「学び」につながり認知症に予防的に働きます。また、趣味を通して、友達などもできやすく、人と会うことも増えるので、「孤独」の予防にもつながります。

　認知症に予防効果があるとされる趣味は、ダンス、楽器の演奏、将棋・囲碁、読書などです。いずれもスキルを獲得するのが難しく、スキルアップに際限がないという共通点があります。

④糖尿病、高血圧を予防する

　アルツハイマー病は、脳の糖尿病ともいわれ、糖尿病を持っているとアルツハイマー病を発病しやすい。また高血圧は、脳血管型認知症と、アルツハイマー病の両方のリスクを高めます。

　糖尿病、高血圧にならない。予備軍で食い止める。あるいはきちんと治療することが、認知症の予防には必須です。

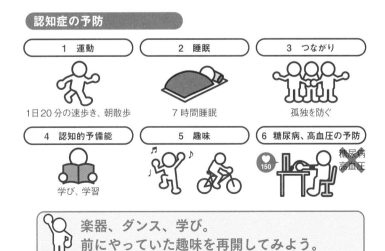

認知症の予防

1　運動	2　睡眠	3　つながり
1日20分の速歩き、朝散歩	7時間睡眠	孤独を防ぐ

4　認知的予備能	5　趣味	6　糖尿病、高血圧の予防
学び、学習		糖尿病 高血圧

楽器、ダンス、学び。
前にやっていた趣味を再開してみよう。

科学的根拠のある「健康な食べ方」

　健康にいい食事はなんですか？

　これは、非常に難しい質問です。「健康にいい食事」について書かれた本は山ほどありますが、本によって内容が異なります。年齢や性別、体型、肥満、血糖や血圧などの健康状態などによって、注意すべき食事はすべて異なるわけで、万人にとっての決定版的な「健康にいい食事」は、一言で語ることは不可能です。

　とはいえ、「健康にいい食事」について知りたい人は多いと思いますので、科学的根拠、エビデンスも加味し、ここだけは押さえておきたい食事術、「健康にいい食べ方」と具体的に何を食べればいいのか、「健康にいい食べ物」を6項目ずつギュッと凝縮してお伝えします。

①3食、きちんと食べる

「健康のために1日に2食にしています」「サーチュイン遺伝子をオンにするために1日1食にしています」という方がいます。「極端なカロリー制限をするとサーチュイン遺伝子が発現し長生きできる」という話は、動物実験レベルの話で、ヒトではどうなのかわかりません。

　日本人の100歳以上の長寿者（百寿者）を対象にした研究では、「1日3食きちんと食べる」人が9割。「1日2食」の人は男性7.5％、女性5.4％しかいませんでした。3食、しっかり食べる人が長生きするのです。糖尿病やメンタル疾患の教科書にも、予防のために3食規則的に食べるのがよいと書かれています。1日に2食、1食にすると、必要な栄養素をすべてとることは難しくなります。

②バランスよく、必要な栄養素を摂取する

　とにかく、みなさん「ダイエット」が好きですが、「やせ」は

健康に非常に悪いです。「軽度の肥満」よりも、「やせ」の人のほうが、病気リスク、死亡率は高まります。

　私たちの健康を維持するには、糖質、脂質、タンパク質、ビタミン、ミネラルなど、1日30種類以上の栄養素を、しっかりと摂取することが必要です。

　国民・栄養調査によると、20代はビタミンやミネラルなどの18種類の栄養素のうち16種類が不足しており、そのうち5種類が極めて不足しているといいます。飽食の時代でありながら、多くの人がタンパク質、ミネラル、ビタミンが足りていない、不健康な状態なのです。

　健康な食事法は、カロリー制限、食事回数を減らすことではなく、「必要な栄養素」をしっかりととることです。

③よく噛んで食べる

　よく噛んで食べることで、ダイエット効果、「噛む力」が維持されフレイル（虚弱）、認知症予防効果などが得られます（詳しくは224ページ）。

④健康にいい調理法、悪い調理法

　健康にいい調理法、健康に悪い調理法があります。高温で調理された「揚げ物」は、タバコと同じくらい健康に悪いといわれます。具体的には、フライドポテト、唐揚げ、トンカツ、ポテトチップスなどです。どれもおいしくてクセになります。

　揚げ物は、カロリーが高いだけではなく、ビタミンや必須アミノ酸、脂肪酸など、必要な栄養素が高温により劣化、破壊されます。また、揚げ物にはAGEs（終末糖化産物）が大量に含まれます。

　AGEsは、酸化ストレスを増やし、炎症を進め、身体の老化を著しく進めます。また、揚げ油にトランス脂肪酸が使われていたり、劣化した油を使うと、さらに健康に悪いです。

　とはいえ、フライドポテトや唐揚げが好物の人は多い。毎日のように食べる人もいるでしょうが、「飲み会のときだけにする」とか、できるだけ制限したいものです。

栄養素を破壊しない調理法ということで、「生」がいちばんいいです。次に「蒸す」。栄養素を食材に封じ込めながら加熱できます。そして「煮る、ゆでる」。汁も一緒にいただくと、汁に出た栄養素ものがさず摂取できます。

⑤糖質適正

糖質制限は健康にいいのか、悪いのか？　という議論があります。2018年に権威ある雑誌『ランセット』に発表された研究は信憑性が高いと考えられます。

45〜64歳の約1万5000人のアメリカ人を25年間追跡したところ、総摂取カロリーに占める炭水化物の割合が50〜55％のときに最も死亡率が低く、それより多くても少なくても死亡率が高くなりました。驚くことに、厳しい糖質制限をした人の死亡率は、糖質をとりすぎた人よりも高くなったのです。

外食が多い人、肥満傾向の人は、糖質をとりすぎている可能性が高いので、「糖質適正」を意識することが重要です。

なお、糖尿病や糖尿病予備群の治療、進行防止、肥満に対しては、糖質制限の効果（改善効果、減量効果）が認められています。

また、糖質は「どれだけとるか」（量）以上に、「どんな糖質をとるのか」（質）も重要です。

最も健康に悪い糖質は、「缶コーヒー、清涼飲料水、ジュース」です。缶コーヒー1缶(250ml)に角砂糖3〜4個分、甘いカフェオレのペットボトルだと角砂糖10個分以上の糖質を含んでいるものもあります。コーラ500mlだと角砂糖14個分です。これらは、液体なので吸収が早く、一気に血糖が上昇するのです。

注意すべきは、健康にいいと思われている「野菜ジュース」にも、角砂糖3〜4個分の糖質が含まれていることです。

砂糖は糖質爆弾です。「砂糖の入ったお菓子」類も、時々食べるのはいいとしても、できるだけ制限したいです。

⑥サプリメントではなく、食品から栄養を摂取する

「私はサプリメントを飲んでいるので栄養不足は大丈夫」という

人がいますが、それは間違いです。サプリメントが健康にいいという科学的なデータはほとんどありません。

ジョンズ・ホプキンス大学のメタ解析によると、「心臓血管疾患やがん、認知症や言語記憶、心筋梗塞、いずれに対してもビタミンやミネラルなどのサプリメントは予防効果がなかった」という結果が出ています。

サプリメントの栄養素は工場でつくられた化学物質なので、同じ量の栄養素であっても、食品と比べて活性度が著しく低い。リンゴの抗酸化力は、ビタミンCサプリメントの263倍という研究があります。ビタミンCのサプリを飲むよりも、リンゴを4分の1個食べたほうが、何倍も健康にいいのです。

とはいえ、私たちが必要な栄養素を、すべて摂取することは困難です。栄養不足、栄養欠乏をそのまま放置していいのか？　というと、栄養不足にしておくよりは、サプリで補充したほうがいいだろう、という考え方もあります。

原則、栄養素は食品からとるべき。サプリメントはあくまでも「補助的」と理解しましょう。

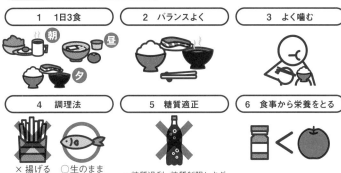

健康にいい食べ方とは？

| 1 1日3食 | 2 バランスよく | 3 よく噛む |

| 4 調理法 | 5 糖質適正 | 6 食事から栄養をとる |

×揚げる　○生のまま　　×糖質過剰、糖質制限しすぎ

「生」「蒸す」「煮る」「焼く」順で栄養素が多い。
「揚げ物」はなるべく避ける。

科学的根拠のある「健康な食べ物」

①肉より魚を選ぶ

　赤い肉（鶏肉以外の牛肉、豚肉など）は、大量に摂取すると健康によくありません。特にハム、ソーセージなどの加工肉は、食品添加物が多量に含まれており、食べるほど死亡率が高まります。

　科学的にも健康にいい食事と認められている「地中海食」の特色は、「肉よりも魚を多く使う」というところにあります。やはり健康によいとされる「伝統的日本食」も、魚中心です。

　私は、「焼肉定食」と「焼魚定食」があった場合、「焼魚定食」を選ぶようにしています。特に、若い人の食事は肉中心になりやすいので、少しでも「魚」の割合を増やしたいです。

　サバ、サンマ、アジ、イワシなどの青魚は、血液中のコレステロールや中性脂肪を減少させ、認知症予防効果もある不飽和脂肪酸（DHA、EPA）を豊富に含むのでおすすめです。

②白米より玄米

　同じ量（カロリー）を摂取する場合、白米よりも玄米、白い小麦粉のパンよりも全粒粉のパンのほうが健康にいいといいます。

　精米した白米は食物繊維などの栄養が取り除かれてしまい、また血糖も上昇しやすい。玄米は、ビタミン・ミネラル・食物繊維を豊富に含んでおり、人間が健康を保つために必要とされる栄養素のほとんど（ビタミンC以外）を摂取できるため、完全栄養食といわれています。ちなみに、私は玄米よりもさらに栄養価の高い発芽玄米にスーパーフードのキヌア（食物繊維、鉄が豊富）を加えたものを常食としています。

③いい油をとり、悪い油を避ける

「脂肪、油は健康に悪い」というのが、常識のようにいわれていますが、最近では油には「いい油」と「悪い油」があり、「悪い油」

をとると病気リスクを高め、「いい油」をとると健康によいことがわかっています。いい油とは、オリーブ油、亜麻仁油、ココナッツ油、悪い油とはバター、マーガリン、ショートニングなどです。

動物性の脂肪は健康に悪く、魚油は健康にいい。具体的には、オメガ３脂肪酸（DHA、EPA）はコレステロールや中性脂肪を減少させ、心臓病予防効果、認知症予防効果もあるので積極的に摂取すべきです。

④野菜、果物を多くとる

野菜は健康にいい。健康にいちばんいい食材といっても過言ではないでしょう。ビタミンC、ビタミンE、葉酸、緑黄色野菜はβカロチン、ミネラル、ビタミンの宝庫です。野菜の摂取量は、多ければ多いほどいいでしょう。

私も、１日１回は「野菜大盛りのサラダ」を自分でつくって食べるようにしています。外食する場合も、「ミニサラダ」などを必ず追加するようにして、野菜の摂取量を少しでも増やすようにしています。

なお、既製品の野菜ジュースには、大量の砂糖が添加されていることが多いので、おすすめできません。

果物はビタミンCが豊富です。果物に含まれるビタミンCは、サプリメントのビタミンよりも263倍も効果が高いのです。果物に含まれるショ糖は太りやすい、という話もありますが、よっぽど大量にとらなければ問題ないでしょう。

ビタミンCは、免疫力を高め、抗酸化作用があり、老化防止効果があります。リンゴ、オレンジ、バナナなど、１日１個程度の果物を食べるだけで、そうした効果が得られる。そして、果物はとてもおいしい。上手に食卓に加えたいものです。

⑤減塩＆ミネラル摂取

伝統的日本食は、非常に健康によく、世界的な長寿国日本の長寿の秘密のひとつといえるでしょう。しかし、伝統的日本食の最大の欠点が、塩分が多いということ。日本人は、アメリカ人の約

２倍もの塩分をとっているといいます。塩分のとりすぎは、高血圧の原因のひとつ。高血圧は、禁煙に次ぐ、第２位の死亡原因ですから注意が必要です。

まず「食卓塩」をやめて、「自然塩（海塩）」に替えるべきです。「食卓塩」は、工場でつくられたもので NaCl が 99.9%。そのような物質は、自然界には存在しません。ナトリウムだけが極端に高くなり、高血圧の大きな原因であると疑われます。「自然塩（海塩）」には、マグネシウム、カルシウムなどのミネラルがバランスよく含まれています。特に、日本人の多くはミネラル不足に陥っています。「自然塩（海塩）」からマグネシウムなどの不足しがちなミネラルを補充できます。

私のおすすめの減塩方法は、一滴ずつたらせる「醤油差し」を使うことです。焼き魚に醤油をかけるときに、普通の醤油差しだと必要以上にドバッと出てしまいます。醤油差しを替えるだけで、醤油の量を半分以下に減らせます。

あとミネラルの豊富な食材といえば、わかめ、コンブ、ヒジキなどの「海藻」です。海藻は、ミネラルや葉酸などが豊富で、免疫力も高める健康食材です。わかめ、アオサ、フノリなどを買いそろえておいて、日替わりでお味噌汁にたっぷり加えるのが、楽しくておすすめです。

⑥間食にナッツ

ナッツは健康にいい。特にクルミ。クルミは、オメガ３脂肪酸（DHA、EPA）を豊富に含みます。ナッツを食べると寿命が延びる、心血管系疾患のリスクが下がるなど、いいことずくめです。ナッツは腹持ちもよく、食感もしっかりあるので、「間食」としておすすめです。

とはいえ、カロリーも高いので、１日の推奨量は 30g といわれます。これは、手のひらで握れるくらいの量です。私の場合は、ミックスナッツの大袋（１キロ）を買って、それを 30 日かけて食べています。そうすると、ちょうど１日 30g です。

また、殻付きの和胡桃を休憩がてら、割って食べるのが私のマ

イブームです。和胡桃を割るには、すごい力が必要なので、ストレス発散にもなります。

　また、間食としては「ダークチョコレート」がおすすめです。カカオには高い抗酸化作用があります。カカオ含有量が高いもの、砂糖が極力入らないものを選んでください。砂糖の多い甘いチョコレートはNGです。

　脳が疲れたときに、間食で「少量の甘いもの」をとると、低血糖が改善されて、集中力を高めることができます。ただし、とりすぎるとインシュリンがドカンと出て、逆に低血糖になります。小分けしたお菓子１〜２袋が妥当でしょう。血糖の乱高下は、糖尿病の原因となります。スイーツ好きの方も、毎日ではなく週に数回など、制限しながら楽しみましょう。

　その他、健康にいい食品としては、腸活作用が大きい発酵食品（納豆、キムチ、ヨーグルト）、コーヒー、お茶などの飲料などが知られます。

　健康に悪い食事を減らして、健康にいい食事を少しでも増やす。バランスのよい食事で、健康を目指しましょう。

健康にいい食べ物

1　魚	2　玄米	3　いい油

魚　＞　肉　　　玄米　＞　白米　　　オリーブオイル　＞　バター

4　野菜・果物	5　減塩＆ミネラル摂取	6　ナッツ

天然塩　＞　食卓塩

迷ったら「和」。
やっぱり伝統的日本食は最強。

メンタル疾患を防ぐ食事

　メンタルにいい食事は、すでにお伝えした「健康にいい食べ方」「健康にいい食べ物」とほぼ同じです。健康にいい食事、食材は、身体にもいいし、メンタルにもいいのです。この項では、メンタルにいい食事の中でも、特に「うつ病」と「認知症」を例に挙げて紹介します。

◎メンタルによい食事法

　メンタルによい食事法の基本は、「３食食べる」と「バランスよく食べる」。あたりまえのことですが、まずそこをきちんと守ることです。精神科の教科書にも、そう書かれています。うつの患者さんの場合、食事量が以前の半分以下に減っていたり、１カ月「白米しか食べない」とか、極端な人が多いのです。

◎うつ病を予防する食事

　うつ病では、セロトニンが低下します。セロトニンを合成するには、必須アミノ酸のトリプトファンが必要です。

　トリプトファンを多く含む食材としては、大豆製品（豆腐・納豆・味噌）、乳製品（チーズ・牛乳・ヨーグルト）、米などの穀類。その他、ゴマ、ピーナッツ、卵、バナナなどが挙げられます。

　トリプトファンが効率的に吸収されるためには、ビタミン B6と糖質が必須です。そこで、トリプトファンを摂取したい場合、いちばんおすすめの食材は「バナナ」「玄米」です。

　あと「うつ」との関連で、注目されている栄養素は、「鉄」と「葉酸」です。鉄を多く含む食材は、レバー、肉、魚、小松菜、ひじきなど。葉酸を多く含む食材は、枝豆、鶏レバー、焼きのり、わかめ。あと、豆類、果物にも含まれます。

◎認知症を予防する食事

①青魚

　認知症を予防する食事として、最も期待できるのは「青魚」です。特にサバ、サンマ、アジ、イワシなどの青魚、さらにマグロ、カツオなどには、オメガ３脂肪酸（DHA、EPA）が豊富に含まれます。DHA、EPA は、血液中のコレステロールや中性脂肪を減少させ、認知症予防効果があります。

　血液中の DHA 濃度が「高い」人は、「低い」人に比べて、10年後の認知機能低下リスクが 0.17 倍、つまり６分の１になる、という研究があります。

②緑黄色野菜

　ビタミンＣ、ビタミンE、βカロチンは、抗酸化力が非常に高く、認知症の予防効果を期待できます。

③コーヒー、緑茶

　コーヒー、緑茶などには、認知症リスクを低下させるという研究がいくつも出ています（226 ページ）。

認知症を予防する食事

| 1　青魚 | 2　緑黄色野菜・豆類 | 3　コーヒー、緑茶 |

サバ、サンマ、アジ、イワシ、マグロ、カツオ

オメガ3脂肪酸（DHA、EPA）

ほうれん草、小松菜、ブロッコリー、ピーマン、トマトなど

ビタミンC、ビタミンE、βカロチン

抗酸化物質

納豆、大豆、味噌

明日のランチに、「サバ定食」はどう？

「早食い」は脳に悪い

今すぐできるダイエット法。それは「よく噛んで食べる」ということです。簡単ですが、その効果は絶大です。

東京工業大学の研究によると、「よく噛む」のと「早食い」するのとでエネルギー消費量を比較しました。早食いグループは、体重1kgあたり7calのエネルギー消費だったのに対し、よく噛んで食べたチームは、180calを消費した。その差、なんと26倍です。

早食いすると、血糖が上がりやすい。急に血糖が上がるとインシュリンが多く分泌するので、太りやすくなります。早食いの肥満リスクは、4倍です。

また、早食いすると、脳の「満腹中枢」から満腹の信号が出る前に食べ終わってしまうので、必要以上に食べすぎてしまいます。

食べる量を減らす必要もなく、ダイエットができるとしたら、こんな簡単なことはないでしょう。

ダイエット以外にも、「噛む」ことはセロトニンを活性化します。さらに脳の血流が増加し、脳が活性化します。

また、「噛む」ことは、認知症予防にも効果があります。「なんでも噛める人」と比べて「あまり噛めない人」の認知症リスクは、1.5倍にも跳ね上がります。

◎早食いを防ぐ方法

1口30回噛むのは、なかなかたいへんです。そこで、「早食い」を防ぐコツ、よく噛むコツを教えます。

①箸を置く

噛んでいる間、箸置きに箸を置くことで、噛むことに集中できます。箸を持っていると、次の一口を口に運んでしまいます。

②スプーンよりも箸を使う

　スプーン、フォークを使うと食べやすい分、食べるのも速くなってしまいます。箸を使うようにしたほうがいいです。また、小さなスプーンを使うと、食べる時間が長くなります。

③丼は避けて、多皿の定食にする

　丼のようにひとつの器に盛られていると、食べる時間が短くなります。皿数が多いと、ご飯とおかずを交互に食べるので、食べる時間が長くなります。

④食材を大きめに切る

　自炊している方は、食材を大きめに切ることで、必然的に噛む回数が増えます。

⑤白米ではなく玄米を食べる

　玄米は白米よりも歯ごたえがありますので、白米を玄米に変えるだけで、よく噛んで食べるようになります。

⑥味わって食べる

　一口一口をじっくりと味わう。味に集中しましょう。30回噛むうちに味が変化し、楽しみながら、噛む回数が増えます。

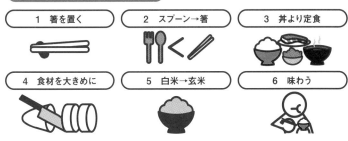

「牛丼」より「牛皿定食」。
箸を置きながらゆっくり食べよう。

コーヒーは「脳」「心」「身体」全部にいい

　コーヒーや緑茶には、カフェイン、そしてたくさんの抗酸化物質が含まれ、健康に非常にいいと考えられます。

　継続的なコーヒーの飲用は、さまざまながんのリスクを50%以上低下、心臓疾患のリスクを44%低下、糖尿病リスクを50%低下、胆石、白内障などのリスクも減らし、死亡率を16%減らす、という報告があります。

　また、コーヒーや緑茶は、メンタルへのいい効果が報告されています。コーヒーの飲用でうつ病リスクが20%減少。自殺の危険性が約50%減少。アルツハイマー病のリスクを65%低下させ、その発病や進行を2〜5年遅めます。

　日本の研究では、緑茶を1日4杯以上飲む人は、1杯以下の人と比べて、うつ病リスクが半分になるという結果が出ています。

◎上手なコーヒー、お茶の飲み方
①仕事始めに飲んで気合いを入れる

　カフェインには覚醒効果があります。朝、1杯のコーヒーを飲むと脳がシャキッとするのは、科学的にも正しいのです。

②休憩に飲んで、リラックス効果

　リラックス効果があるので、休憩時間に飲むのはいいことです。飲用後の仕事力アップにも役立ちます。

③運動前に飲むと脂肪燃焼率アップ

　カフェインは肥満の人の脂肪燃焼率を10%、やせている人では29%も高めます。また、カフェインは筋持久力が有意に向上し、疲労を感じずに長時間運動できるようになります。

④運転前、運転中に飲む

コーヒーは、集中力・注意力や短期記憶力、反応速度を高めます。カフェインを摂取した運転手は、事故を起こす確率が63%も低いという研究があります。

⑤カフェインは14時まで

カフェインの半減期は4〜6時間。睡眠に対する影響を避けるためのカフェインの門限は、14時と考えられます。

⑥砂糖を入れない

砂糖を入れすぎると、むしろ健康にマイナスです。

⑦豆、茶葉からきちんと淹れる

缶コーヒー、ペットボトルのお茶などは、健康にいい各種成分の含有量が大幅に少なくなります。コーヒーは豆から、お茶は茶葉から、その場で淹れたてを飲むのがベストです。

⑧カフェインに弱い人は、無理して飲まない

遺伝的にカフェインに弱い人がコーヒーを大量に飲むと、心筋梗塞になるリスクが高まります。

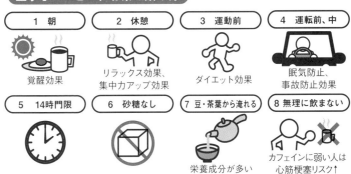

上手なコーヒー、お茶の飲み方

1 朝	2 休憩	3 運動前	4 運転前、中
覚醒効果	リラックス効果、集中力アップ効果	ダイエット効果	眠気防止、事故防止効果

5 14時門限	6 砂糖なし	7 豆・茶葉から淹れる	8 無理に飲まない
		栄養成分が多い	カフェインに弱い人は心筋梗塞リスク↑

コーヒーは健康にいいが、飲みすぎに注意。1日数杯を楽しもう。

免疫力を高めて、ウイルスから身を守る

　新型コロナウイルスの感染拡大以後、「免疫力」を高めることに、非常に大きな関心が集まっています。「免疫力」が高いと、コロナウイルスに感染しづらい、あるいは感染したとしても無症状か、軽症ですむ。重症化しない可能性が高いからです。

　では、何をすれば免疫力が高まるのでしょうか?

①睡眠

　睡眠不足は、免疫力を低下させます。

　カリフォルニア大学サンフランシスコ校による、健康な男女に鼻から風邪ウイルスを入れる実験では、7時間以上の睡眠群と比べ、5時間未満の睡眠不足のグループは、風邪の発病率が2.6倍となりました。睡眠不足のグループでは、なんと45.2%、約2人にひとりという高い確率で風邪を発病していたのです。

　また別の研究では、睡眠不足で風邪の発病率が5.2倍になりました。睡眠不足は、2.6〜5.2倍も風邪にかかりやすいのです。

②運動

　適度な運動習慣のある人は、運動習慣のない人よりも免疫力が高く、風邪などの呼吸器感染症にかかりづらい。ただし、過度の

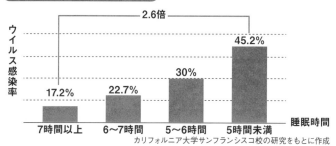

睡眠時間とウイルス感染率

ウイルス感染率

2.6倍

45.2%

30%

22.7%

17.2%

7時間以上　6〜7時間　5〜6時間　5時間未満　睡眠時間

カリフォルニア大学サンフランシスコ校の研究をもとに作成

運動を行っている人は逆に免疫力が下がり、風邪などもひきやすい、ということが多くの研究からわかっています。これは運動と感染症リスクの「J型モデル」と呼ばれます。

③食事

　免疫力を高める食品としては、発酵食品（納豆、ヨーグルト、味噌、キムチ、漬物）、キノコ、海藻などが知られます。ビタミンC、E、βカロチンを豊富に含む緑黄色野菜やビタミンCを豊富に含む果物なども効果があります。

④朝散歩→ビタミンDの活性化

　ビタミンDは免疫調整物質として知られます。十分なビタミンDを摂取した子どもは、風邪やインフルエンザの罹患率が40％以上低下し、ビタミンDの濃度が低い群は、高い群に比べて呼吸器感染症になる確率が36％も高かった、という報告があります。

⑤禁煙

　新型コロナウイルス感染において、ヘビースモーカーが重篤化し、死亡につながりました。喫煙すると、免疫力が著しく低下し、呼吸の予備力も低下するためです。免疫力を高めたければ、まずは「禁煙」です。

⑥ストレス解消

　長期にストレスにさらされると、ストレスホルモンのコルチゾールが分泌されます。コルチゾールは強い免疫抑制作用を持ちます。ストレスは、早めに解消しておきましょう。

運動と感染症リスク（J型モデル）

上気道感染症の発症リスク

平均値超

平均値

平均値未満

軽度　　　中等度　　　高度
運動強度

Nieman1994 をもとに作成

食べて、動いて、眠る。
メンタル疾患もウイルスも遠ざける。

本書では、「脳と心の健康」を最大化し、メンタル疾患を予防し、脳のパフォーマンスを最大まで高めて「絶好調」に導く生活習慣について解説してきました。

しかし、「脳と心」だけの健康を目指す人はいないわけで、あなたも当然「身体の健康」も同時に手に入れたいし、生活習慣病にならずに、健康で長生きしたいと思っているはずです。そこで、生活習慣病の予防法についても解説しておきます。

2018年、日本人の死因のベスト5は「悪性新生物（がん）」「心疾患」「老衰」「脳血管疾患」「肺炎」となっています。7大生活習慣病をすべて加えると約60％。日本人の3人に2人は生活習慣病で死亡しています。

「生活習慣病」のそれぞれの罹患率というものは、どのくらいなのでしょう。日本人の3人に2人が「がん」を経験し、3人にひとりが「がん」で亡くなります。

糖尿病の患者数は、約1,000万人。そこに予備軍の1,000万人を加えると、2,000万人が糖尿病とその予備軍です。

高血圧は、約4,300万人と推定され、日本人のおよそ3人にひとりが高血圧です。高血圧、糖尿病、肥満があると、動脈硬化が進行し、心筋梗塞、脳卒中などのリスクを飛躍的に高めます。

健康で長生きするためには、「生活習慣病」の予防は不可欠です。

では、生活習慣病を予防するにはどうすればいいのでしょう。「がん」「心疾患」「脳血管疾患」「高血圧」「糖尿病」など、病気の機序はすべて異なります。それらを予防することは難しそうに思えますが、結論からいうと簡単です。

生活習慣病というのは、「生活習慣の乱れ」を背景に起きていきます。つまり、「生活習慣を整える」ことが、生活習慣病の最

も重要な予防法となります。

　では、具体的に何をするのか？　「睡眠」「運動」「食事」「禁煙」「節酒」「ストレス解消」の6大生活習慣を改善すればいいのです。

　あと、生活習慣病の予防のためには、「肥満の解消」というのも重要です。「肥満の解消」のために何をするのかというと、「睡眠」「運動」「食事」「禁煙」「節酒」「ストレス解消」の6大生活習慣を改善する。肥満の解消法も、この6大生活習慣に集約します。

「脳と心」にいい生活習慣は、そのまま身体にいいのです。「脳」というのは、人間の「司令塔」ですから、「司令塔」にいい習慣は、当然、全身の臓器にもいい。「司令塔」に悪い習慣は、当然、全身の臓器にも悪い影響を与えます。

　6大生活習慣は、「予防」でもあり「治療」でもあります。あなたが、健康診断で「血圧高め」とか「血糖高め」を指摘された場合にすべきことは、やはり「6大生活習慣の改善」なのです。「睡眠」「運動」「食事」「禁煙」「節酒」「ストレス解消」、6大生活習慣を改善すれば、あなたの脳と身体のパフォーマンスは最大化し、健康で長生きできる！

　これが、本書で最も伝えたいことであり、本書の結論です。

6大生活習慣

1　睡眠	2　運動	3　食事
7時間睡眠	1日20分の速歩き、朝散歩	バランス食

4　禁煙	5　節酒	6　ストレス解消
	適量飲酒	リラックス

脳と心にいい習慣が、
病気知らずの身体をつくる。

HOW TO IMPROVE YOUR
BRAIN AND MENTAL HEALTH

BRAIN+
MENTAL

CHAPTER5

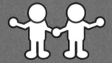

休息
REST

突然ですが、今の仕事は好きですか？

もちろん好きですよ。夜は遅いし疲れもたまりやすいけど、忙しいほうがダンゼン楽しいっていうか。

脅すわけではありませんが、**働きすぎが原因で心や身体の健康を害する人はとても多い**んです。私のまわりにも、「仕事大好き！」「朝から晩まで働いても苦じゃない！」といっていたのに突然うつ病になった人が何人もいます。
ストレスがかかっている自覚のないまま過度に働き続けると、心に大きな負担をかけてしまいますので気をつけてくださいね。

そうなんですね……。でも、現代社会でストレスのない生活なんて可能なんですか？

ほどよいストレスは生きるうえで必要な刺激なので、ゼロにする必要はありませんが、うまくリフレッシュしたり、休息をとることが必要です。

リフレッシュは得意ですよ。この間、ひさしぶりに同僚と飲んで憂さ晴らしをしました！

いい休息法とはいえません。

どうしてですか!?

「孤独」は健康に悪く、人との「つながり」は健康にいいので、気のおけない仲間と会うのはいいことです。ただ、会話の内容が会社や上司の悪口大会になっていませんか？

ギクッ……。

悪口は「ストレス発散になる」と思っている人が多いですが、まったく逆です。前章でも少し触れましたが、**悪口をいうと、免疫力が下がり、さまざまな病気リスクが上がる**こともわかっています。

でも、思いっきり愚痴るとすっきりする気がするのですが。

悪口は依存症なんです。悪口をいうと、ドーパミンが出て興奮状態になるので、またいいたくなる。ただし、ドーパミンだけでなく、ストレスホルモンのコルチゾールが分泌して、脳や身体に悪影響が出ます。

「雑談」をするのは健康にいいです。たわいもない笑い話をするのは、効果的な休息法。**笑うことで、脳が活性化し、寿命が延びる**こともわかっています。

あとは、仕事の合間に、動画を見たりするのも好きなんですが、これは気分転換になっていいですよね？

休憩中まで、スマホやパソコンを見続けると、目も脳もまったく休まりません。休息法としては逆効果です。目を使う＝脳を酷使する、ということです。

スマホを手放して、目を閉じたり、マインドフルネスをするのもいいです。あとは、運動。疲れたり煮詰まったりしたときは、散歩をしたり、ストレッチをしたりするのがおすすめです。

私も原稿執筆の合間に歩くようにしています。10分く

らいの散歩でも、とてもリフレッシュできますし、いい
アイデアをひらめくことも多いです。
あとは、**自然の風景を見たり、自然の中を歩いたりする
と、ストレスホルモンは低下**します。

都心に住んでいると、自然があるところに行く時間がな
いというか……。

山や森まで行かなくてもいいんです。街中の公園に行く
だけでもストレス回復効果があります。ある研究では、
窓から緑が見える病室に入院したほうが、入院日数が短
く、鎮痛剤の投与回数が少ないこともわかっています。

そうなんですか。近場の公園を散歩するだけなら、すぐ
にできていいですね。

あとは、自分のことをよく観察して、理解することが大
切です。

自分のことは、自分ではよくわかっているつもりですが、
具体的には何をすればいいんですか？

私は**「自己洞察力を高める」**ことといっていますが、健
康を維持するために重要な能力です。
「こんなにひどくなる前に、受診してほしかった……」
という患者さんを、これまでたくさん見てきました。自
分の小さな異変に早めに気付くことができると、同じ病
気でも、経過は天と地ほど違ってくるんです。
朝1分でいいので瞑想をしたり、夜寝る15分前を使っ
て簡単に日記をつけることで、自己洞察力は鍛えられま
す。

自分ではわりと健康的な生活をしていると思っていたけ
ど、知らなかったことや誤解していたことがたくさんあ
りました。

樺沢先生のおかげで自分をもっと大切にしようと思えた
し、そうすれば仕事も人生ももっと充実するんじゃない
かって思っています。

先生、最後にとびきりのアドバイスをいただけません
か？ 新たな健康生活のスタートを応援してくれるよう
な。

いろいろお伝えしてきましたが、**最後にお伝えしたいの
は、効果を信じて継続すること**。精神論かと思われるか
もしれませんが、そうではありません。

効果を信じると「プラシボ効果」が発現します。日本語
でいえば「偽薬効果」。効き目のある成分は入っていな
い薬なのに、効き目があると思い込んで服用することで
本当に病気が治る現象のことです。抗うつ薬の効果の約
３分の２がプラシボ効果といわれているほど。

ですから、この本に書かれている健康法を、「効果があ
るはず」「自分は変わることができるはず」と信じて、
まずは継続してみてください。

続ければ心も身体も変わっていきます。変化を実感すれ
ばさらに続けたくなり、気づけば生活習慣として定着し
ているはずですよ。

信じて続けること。いい言葉ですね。座右の銘にします！

まとめ

☑ **「悪口」は、免疫力を下げ、さまざまな病気リスクを上げる**

☑ 気のおけない人と、「雑談」「笑い話」をするのがおすすめ

☑ 笑うと、頭がよくなり、寿命も延びる

☑ 「目や脳を休ませる」「運動」「自然の風景を見る」のも◎

☑ **大切なのは、信じて続けること**

「自己洞察力」アップが最大の健康法

　生活習慣を整えること。それ以外で、最も効果のある健康法をひとつ聞かれたら、私は「自己洞察力を高める」ことと答えます。これは、ほとんどの健康本に書かれていないのですが、私は健康を維持するために重要な能力と考えます。

　患者さんに、「なぜこんなにひどくなるまで、病院に来なかったのですか？」と質問すると「そんなにひどいとは思わなくて……」と答えます。このやりとりを、今まで何百回したでしょう。

　半年、1年前から兆候がありながらそれに気付かず、ひどい状態まで悪化させてしまう患者さんが極めて多いのです。メンタル疾患においても、身体疾患においてもそうです。

　私の診療経験では、8割がこういう人。「軽症で早く来院してよかったですね」という人は、2割程度です。

「ちょっとおかしいなあ」と思った段階で病院を受診すれば、病気は早期、初期で発見されます。結果として、短期間で治ります。

　あるいは、糖尿病や認知症などの場合は、病気の手前の「予備軍」で発見できて、それ以上の進行、悪化を止めることも可能です。

　まったく同じ病気にかかったとしても、自己洞察力が高い人は早期発見ですぐに治る。自己洞察力が低い人は、病院受診が遅くなり、治りづらく、長期化してしまう。まったく同じ病気だというのに、予後は天と地ほど違います。

　では、具体的に自己洞察力を高めるには何をしたらいいのでしょうか。

①朝1分瞑想

　1日1分でいいので、自分の心と身体について考えてみましょう。

　私は毎朝、目を覚ましたら、「ああ、清々しい。ぐっすり眠れた。

疲れもとれたな」あるいは、「今日の睡眠は、イマイチだったな。疲れもけっこう残っているな」など、その日の「目覚め」「体調」「睡眠の状態」「気分」について、考えを巡らせます。

朝の気分がよければ健康だし、朝の気分が悪い、身体が重だるい、疲れがとれないなどは「不健康」な兆候です。

この「朝1分瞑想」で、自分の心や体調と真摯に向き合うことで、自分のコンディションのチェックができます。

②日記

自己洞察力を高める最も簡単で確実な方法は、日記を書くことです。寝る前15分は、自分と向き合う時間にする。「ポジティブ3行日記」を基盤に、今日の体調、気分、1日の調子なども書き込んでおく。継続的に記録することで、調子が悪くなってきたときに、いち早く気付くことができるのです。

自分の心と身体の状態について「書く」アウトプットを続けていく。それによって、自己洞察力は鍛えられ、自分の中の「小さな異常」にも、すぐに気付けるようになるのです。

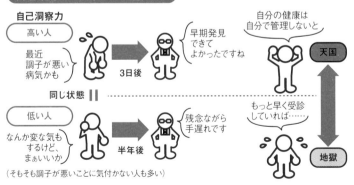

自己洞察力の高い人、低い人

自己洞察力

高い人

最近調子が悪い 病気かも

3日後

早期発見できてよかったですね

自分の健康は 自分で管理しないと

天国

同じ状態 ‖

もっと早く受診していれば……

低い人

なんか変な気もするけど、まぁいいか

半年後

残念ながら手遅れです

地獄

(そもそも調子が悪いことに気付かない人も多い)

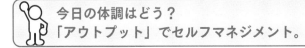

今日の体調はどう？「アウトプット」でセルフマネジメント。

孤独は健康に悪い

「孤独」な人は寿命が短く、「つながり」がある人は寿命が長い。

　現在、単身世帯の割合は36％（2020年）。3世帯に1世帯が単身世帯です。さらにこの割合は増加し、2040年には単身世帯の割合は約40％となるといいます。「単身世帯」「ひとり暮らし」が増えると、孤独の問題は、さらに深刻化していくでしょう。

　ハーバード大学の研究によると、社会的に孤立している人は、社会的なネットワークを多く持つ人と比べると、男性で2.3倍、女性で2.8倍も死亡率が高かったのです。

　また、アメリカ・ブリガムヤング大学の148の研究、30万人以上のデータを対象とした分析によると、「社会的なつながりを持つ人は、持たない人に比べて、早期死亡リスクが50％低下する」という結果を発表しました。

「孤独」は、「喫煙（1日15本）」に匹敵。「過度の飲酒」（アルコール依存症）の2倍、「運動不足」や「肥満」の3倍健康に悪いといえます。

　孤独の人は、そうでない人と比べて、死亡率が1.3〜2.8倍、心疾患が1.3倍。アルツハイマー病のリスクが2.1倍、認知機能の衰えが20％アップ。うつ病2.7倍、自殺念慮が3.9倍と、メンタルに対して甚大な悪影響を及ぼすのです。

　慢性的な孤独が続くと、ストレスホルモンであるコルチゾールが増加、血管抵抗の上昇。炎症を起こす遺伝子が活発化し炎症のレベルが上がり、免疫システムが弱くなり、感染症への抵抗力が低下。孤独は、精神的な影響を超えて、ホルモン、免疫、遺伝子レベルの変化まで起こし、私たちの心と身体をむしばむのです。

◎孤独の対処法
①家族内でのコミュニケーションを強化

　家族がいても、つながりが薄く「孤独」を感じていると、健康へのマイナス効果があらわれます。家族同士、きちんとコミュニケーションをとり、つながりを強化しておくことが大切です。

②友達をつくる、交流する

　内閣府の調査によると、高齢者のうち4人にひとりは友達がいないという結果に。60歳以上で月に5回以上友人との接触がある人は、そうでない人と比べて死亡率がおよそ17％も低いという研究もあります。

　もっと積極的に友達をつくり、交流すべきです。具体的には、趣味サークル、コミュニティなどに積極的に参加する。

　高齢になると、外に出る口実がなければ、外出しない。ですが、外出するのは、いい運動になります。また、ダンスやゲートボールなど、運動の趣味を持つことは、交流×運動という一石二鳥の効果が得られます。

③リアルで会う

　高齢者を対象に、孤独とうつ病予防について調べた研究では、「リアルで会う」ことに予防効果があり、「メール、メッセージ」などのSNSは、まったく効果がない、という結果になっています。

　SNSでの交流は、ないよりはあったほうがいいに決まっていますが、うつ病を予防できるほどの「孤独感」の解消にはつながらない。週1回でも、2回でも、リアルに人と会う機会を持ち続けることが、「孤独」予防のために重要といえます。

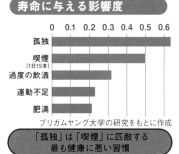

寿命に与える影響度

ブリガムヤング大学の研究をもとに作成

「孤独」は「喫煙」に匹敵する
最も健康に悪い習慣

しばらく会っていない友人に、
思い切って連絡してみよう。

241

「つながり」「親切」は健康にいい

「孤独」の反対は、「つながり」。単に孤独を避けるだけではなく、人と深くつながり、互いに助け合う。親切、他者貢献、ボランティアが健康にいいことが、近年の研究で明らかにされています。

その理由は、「つながり」「人との交流」によって、松果体から「オキシトシン」が分泌されるからです。

オキシトシンは、別名「愛の物質」といわれますが、オキシトシンが分泌されると、「愛し、愛されている感覚」を実感します。さらに、オキシトシンには、細胞修復作用、免疫力亢進作用などがあります。オキシトシンは、「癒やしの物質」「不老長寿の妙薬」といっても過言ではありません。

◎オキシトシンを分泌する方法
①スキンシップ

最も簡単で大量のオキシトシンを出す方法は、スキンシップです。性行為や抱擁など夫婦間のスキンシップ。子どもを抱っこすると、親と子どもの両方でオキシトシンが分泌されます。

オキシトシンのすごい効果

1	愛のホルモン	「愛され感」「癒やされ感」「やすらぎ」 愛情の強化、母性行動、 グループでの協調行動	
2	身体の健康	リラックス効果（血圧↓、脈拍↓）、 免疫力↑、細胞修復↑、自然治癒力↑、 痛みの緩和、心臓疾患のリスク↓	
3	心の健康	ストレス解消効果（コルチゾール↓）、 不安の減少（扁桃体の興奮抑制）、 リラックス効果（副交感神経優位）、セロトニン↑	
4	脳の活性化	記憶力↑、学習能力↑、好奇心↑	

②ペットとの交流

　ペットと暮らすのもいいでしょう。犬や猫をなでると、飼い主とペットの両方でオキシトシンが分泌します。

③友情、仲間

　スキンシップがなくとも、会話、コミュニケーション、精神的な信頼関係、アイコンタクトでもオキシトシンは分泌されます。

　友達、友情、仲間を大切にする。グループやコミュニティに所属する。そうした社会参加が、健康と関係してきます。

④親切、他者貢献、ボランティア

　オキシトシンは、人に親切にしたとき、あるいは、ボランティア活動や社会貢献活動などをしたときにも分泌されます。

　お互いに「親切」や「信頼」を交換し合うだけで、健康で長生きできる。なんと素晴らしい健康法でしょうか。

オキシトシンを分泌する方法

| 1 | スキンシップ |

パートナーとの　　　親子の交流　　　　ハグ　　　　マッサージ
交流

| 2 | ペットとの交流 |

| 3 | 友情、仲間 |

会話、　　　　　　友情　　　　　　仲間　　　　　コミュニティ
コミュニケーション

| 4 | 親切、他者貢献、ボランティア |

席を譲る　　　　寄付をする　　　人助けをする

**「親切」は、いいことだらけ。
人に喜ばれ、脳も心も健康になる。**

「悪口」「批判」は脳を傷つけ、命を縮める

多くの人は、悪口は「ストレス発散になる」と思っていますが、まったく逆です。悪口は、ストレスを増やします。あなたの脳を傷つけ、寿命を縮めているのです。

東フィンランド大学の研究によると、世間や他人に対する皮肉・批判度の高い人は認知症のリスクが3倍、死亡率が1.4倍も高い結果となりました。批判的な傾向が高ければ高いほど、死亡率は高まる傾向がありました。

また、悪口をいうと、ストレスホルモンであるコルチゾールが分泌されることもわかっています。すでに説明したように、長期にコルチゾール高値が続くと、免疫力を低下させ、さまざまな病気の原因となります。

コルチゾールというのは、ストレスがかかったときに出るホルモンですが、つまり「悪口をいう」ことは、ストレス発散するのではなく、逆に大きなストレスになっている、ということを意味します。

なぜ、他人の悪口をいうことが、大きなストレスになるのでしょう？　それは、人間の古い脳は「主語」を理解できないからです。

記憶や感情をコントロールし、ストレス反応の中枢と考えられている、海馬、扁桃体、視床下部などの大脳辺縁系は、魚類や両生類にも備わっており、進化的に「古い脳」といわれます。

この「古い脳」は、主語が理解できないので、新しい脳から送られてくる情報を主語抜きで理解します。

つまり、人の悪口などをいった場合、脳のストレス系への情報伝達の過程で、「誰が〜」という認識ができない。なので、脳はそれを自分自身を悪くいっていると判断してしまいます。

　「脳は自分の悪口がいわれている」と思い、扁桃体が興奮し、それが大きなストレスとなってのしかかる。結果として、ストレスホルモン・コルチゾールの分泌が起こります。

　あなたのうしろで、突然、「バカヤロー！」という怒鳴り声が聞こえたら？　ビクッとしますよね。その、「バカヤロー！」は、別な人に向けていわれた言葉であるとわかっても、ビクッとする反応（恐怖の反応）は抑えられません。それと同じことです。

　脳科学者の中野信子氏は、悪口は「依存症」と同じだといいます。

　悪口をいうと、楽しい。なぜならば、悪口をいうことで、ドーパミンが分泌されるからです。ドーパミンは、「楽しい」「幸せ」という感情につながる「幸福物質」です。

「楽しい」からまた、脳は「ドーパミン分泌」を求めるので、悪口がいいたくてしょうがなくなる。

　これは「アルコール」や「薬物」によって、ドーパミン分泌を目指し続ける「アルコール依存症」「薬物依存症」の脳科学的機序とまったく同じです。いうなれば、「悪口依存症」です。ただし、「悪口依存症」では、ドーパミンだけではなく、コルチゾールの分泌も増えますので、徐々に脳や身体をむしばんでいくのです。

　健康で長生きしたいのなら、「悪口」はやめましょう。

悪口のデメリット

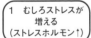

| 1 むしろストレスが増える（ストレスホルモン↑） | 2 健康に悪い（死亡率↑） | 3 脳を傷つける（認知症リスク↑） | 4 信頼を失う |

 「悪口」は依存症。
「いわない」「聞かない」に限る。

笑うだけで頭がよくなり、寿命が延びる

「笑う門には福来たる」といわれますが、これは脳科学的には正しいといえます。大まかにいえば、いつも笑っている人は「長生き」し、いつも怒っている人は「早死に」しやすいということ。

　アメリカ・ウェイン大学によるユニークな研究で、プロ野球トレーディングカードの写真で、笑顔が少ない選手の平均寿命は72.9歳だったのに対して、満面の笑みを浮かべていた選手の平均寿命は約80歳であった。つまり笑顔は寿命を7歳も延ばすのです。

　また、山形大学の2万人の健診データをもとにした、笑う頻度と死亡、病気のリスクを分析した研究によると、「ほとんど笑わない人」は、「よく笑う人」に比べて死亡率が約2倍高く、脳卒中など心血管疾患の発症率も高い結果となりました。

　その理由は、笑うことでドーパミン、エンドルフィン、セロトニン、オキシトシンなどの心と身体によい脳内物質が分泌され、

笑顔のすごい効果

1 身体の健康	寿命が延びる 病気のリスクを下げる 免疫力↑（NK細胞活性化） 血圧↓、痛みの緩和 アンチエイジング効果
2 心の健康	ストレス解消効果（コルチゾール↓） リラックス効果（副交感神経優位） 思考がポジティブになる
3 脳の活性化	頭がよくなる（記憶力↑） 注意力・集中力↑ 脳の血流↑
4 人間関係向上	第一印象、相手の信頼度↑ 相手を安心させる 相手の笑顔を引き出す モテる、ビジネスがうまくいく

笑顔をつくるだけで

5 幸せになる

幸福物質分泌

ドーパミン↑
エンドルフィン↑
セロトニン↑
オキシトシン↑

逆にコルチゾールのようなストレスホルモンを抑制し、ストレス緩和に働くからです。結果として、免疫力をアップさせ、痛みを緩和し、各種疾患の改善効果があり、記憶力もアップし、脳もいきいきしながら、長生きするということです。

「健康にいい」「長生きする」の他にも、笑顔には「人間関係がよくなる」「ビジネスがうまくいく」「幸せになる」など、さまざまな効果があります。笑顔を増やすだけで、これらの効果がすべて得られるわけですから、笑顔は最もシンプルで効果の高い健康法であり、幸福になる方法である、といえます。

　笑顔の効果は、心から楽しくなくても、「笑顔の表情をつくる」だけ、すなわち「つくり笑顔」でも、ほぼ同等の効果が得られることがわかっています。ドイツのオットー・フォン・ゲーリケ大学の研究では、割り箸を横にくわえて口角を上げるだけで、ドーパミン神経の活性化が確認されました。

　まずは、鏡を見て笑顔のトレーニング。続けるうちに、普段の生活でも自然に笑顔が出るようになります。

笑顔トレーニング

1　洗面時に笑顔

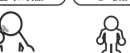
2　挨拶で笑顔

3　鏡を見たら笑顔

身支度しながら笑顔　　おはようございます！　　お手洗いでチェック

4　セルフィーで笑顔

5　食事で笑顔

6　筋トレで笑顔

自撮りしてみよう　　会話を楽しみながら　　つらいときに笑うと
　　　　　　　　　　　　　　　　　　力が湧いてくる！

鏡を見たら、口角を上げて
笑顔トレーニング。

「3行ポジティブ日記」は冷静かつ前向きになれる

「ポジティブ思考」は健康によく、ポジティブ思考の人は、長生きします。

加齢をポジティブにとらえる人は、そうでない人よりも7.6年長生きします。

イリノイ大学の研究によると、楽観的な人は血圧や血糖値、コレステロール値、BMIなどが良好で、喫煙率が低い。心臓病など循環器系疾患のリスクが低い。最も楽観度が高いグループでは、総合健康スコアが「正常」である割合が2倍に上昇しました。

日本での14万人を対象にした大規模研究では、ポジティブ思考で生活を楽しんでいる男性グループでは、循環器系疾患、虚血性心疾患、脳卒中の発症、死亡リスクなどがすべて低い結果でした。

ポジティブ思考は、ものすごく健康にいいのです。

「ポジティブ」というと、なんかうさん臭い、と構えてしまう人もいます。自己啓発の世界で使われる「ポジティブ思考」と、ポジティブ心理学でいうところの「ポジティブ思考」では、その意味がかなり違います。

「靴のセールスマンの話」をご存じでしょうか。靴のセールスマンが、アフリカに派遣されました。派遣されたセールスマンは愕然とします。そこでは全員が裸足で歩いていたからです。

さて、あなたならどう考えますか?
A「誰も靴をはいていないのに、靴を売るのは無理だ!」
B「誰も靴をはいていないなら、靴を売る絶好のチャンスだ!」

Aが「ネガティブ思考」、Bが「ポジティブ思考」。ピンチな状況でも、ポジティブな気持ちを持っていればチャンスは開かれるというのが、自己啓発的な「ポジティブ思考」のとらえ方です。

　しかし、別な選択肢もあるでしょう。

「初めて見る靴の感想を聞いてみよう」「何人かに靴をはいてもらおう」「とりあえず、何個か売ってみよう」。

　最初からあきらめるのでもなく、無理して「チャンスだ！」と思い込むのでもない。先入観をはずし、感情的にならない。根拠、証拠、データを集めて現状を分析し、冷静に判断、行動する。クールに前向きな可能性を模索していくのが、ポジティブ心理学でいう真の「ポジティブ思考」です。

　こういう考え方ができる人は、苦境に陥っても一喜一憂しないので、ストレスを受けづらい。レジリエンスも高く、健康で長生きするというわけです。

　ポジティブ思考を鍛える方法として、私がおすすめするのが「3行ポジティブ日記」です。寝る15分前に、今日あった楽しい出来事を3つ書き出す。そして、書いた内容をイメージしながら、「楽しい」気分のまま布団に入り、眠りにつきます。

　1カ月も続ければ、歴然とした効果を実感できるはずです。

「3行ポジティブ日記」の書き方

「3行ポジティブ日記」の書き方
- 寝る前15分に今日あった「楽しい出来事」を3つ書く。
- 必ず3つ書く。出なければ何かひねり出す。
- ひとつ1行でOK。慣れてきたら長く書くのもOK。
- ネガティブなことは書かない。
- ノート（紙）でも、デジタル（スマホ）でも書きやすい方法でOK。
- 書いたら、そのイメージを思い浮かべながら、楽しい気分で布団に入る。眠るまで楽しいイメージをキープする。
- 慣れてきたら、3×1行にとらわれず、たくさん長く書くことで効果倍増。

【具体例】　ささいなことでOK！
1　昼、新しくオープンしたラーメン屋に行ったらおいしかった。
2　自分が提出した企画書が評価されてうれしかった。
3　仕事が早く終わったので、ジムに行って汗を流した。

 「楽しかった」ことを3つ書くだけで、健康が手に入る。

脳にとって最高の休息
「マインドフルネス」

　最近注目されるマインドフルネス。マインドフルネスとは、「今、ここ」の自分の体験に注意を向けて、現実をあるがままに受け入れること。瞑想の一種、ストレス対処法のひとつとして、海外ではビジネス、医療、教育などの現場で実践されています。

　瞑想やマインドフルネスは、非常に効果の高いストレス解消法として注目されています。実際、マインドフルネスによって、ストレスホルモンが低下し、副交感神経が優位になり血圧が下がり、リラックス効果が得られます。

　あるいは、感情のコントロール能力がアップし、ストレス耐性も強まり、ポジティブ思考となり、攻撃性、怒り、イライラなどを軽減します。

　睡眠の質を高め、うつ、不安、依存症への治療、予防効果も期待されます。前頭葉の活性化効果、セロトニン神経の活性化効果、オキシトシン分泌効果などメンタルの癒やしの効果。さらに免疫力を高める、炎症を抑える、痛みを緩和するなどの身体の癒やしの効果が期待できます。

　さらに集中力、記憶力、ワーキングメモリを高め、仕事の生産性、パフォーマンスを高める効果から、アメリカでは Google や Facebook などの大企業でも導入されています。

　マインドフルネスを練習していくと、物事を先入観ではなく「あるがまま」に観察することができるようになります。本書で強調する「自己洞察力」「ニュートラルな視点」を養う、格好のトレーニングとなります。

　脳には、DMN（デフォルト・モード・ネットワーク）、いうなれば「脳のスタンバイ状態」があり、何もしていないボーッとしているときも、脳は活発に活動しており、脳の全エネルギーの 60 〜 80％を DMN が消費しているといいます。

マインドフルネスは、外界からの刺激を減らし、「今、ここ」に集中することで、DMN を休めることができるのです。つまり、脳にとって最高の休息、リラックスが、マインドフルネスによって得られるということです。

最も簡単なマインドフルネス（呼吸瞑想）の方法をお伝えします。試しに 1 分だけやってください。気分がすっきりするはずです。仕事の休憩時間に行うと、非常にいい気分転換になります。

瞑想、マインドフルネスには、いろいろな方法があります。ビジネス系、仏教系、座禅系、ヨガ系など、指導者によってかなり方法が異なりますので、自分に合うものを行ってください。YouTube で検索すると、具体的なやり方を説明した動画をたくさん見ることができます。本格的にやりたい人は、一度、専門家に習うのもいいでしょう。

最も簡単なマインドフルネス法（呼吸瞑想）

1 背筋を伸ばして座る（いす、またはあぐら座）。頭のてっぺんから背筋、お尻の穴までが一直線。

2 目は軽く閉じるか、半眼（薄く開ける）。

3 「今、ここ」に、意識を集中する。

4 ゆっくりと息を吸う。

5 ゆっくりと息を吐く（最初は胸式呼吸、腹式呼吸どちらでもいい）。

6 とにかく、呼吸に意識を集中。
「吸って、吸って、吸って」「吐いて、吐いて、吐いて」と実況中継をしてもいい。鼻から息が入る感覚、肺に空気が入る感覚、肺やお腹が膨らむ感覚を実感してみる。とにかく呼吸に集中。

7 雑念が出たら、そのまま流す。無理して、打ち消さない。「戻ります」と念じ、再び呼吸に集中。

8 最初は 1 分で始めて、3 〜 5 分、10 〜 15 分行う。

9 意識を少しずつ自分に戻し、終了。

「今、ここ」を意識し集中する

雑念が浮かんだら、流す

呼吸を意識する

姿勢を整える

 いったん本を横に置いて、目を閉じてみよう。

いちばんラクなストレス解消法

　本書の中で最も簡単に実行できる、「ストレス解消法」をお伝えします。

　それは、自然の風景を見る。あるいは、自然の中を散歩するということです。

　千葉大学の研究では、森の中をゆっくり散策するだけでストレスホルモンが16%減少し、交感神経の活動が4%、血圧が1.9%、心拍数も4%減少。心理面の質問では、気分がよくなり不安が軽減するという効果が得られました。

　日本医科大学の研究では、東京のビジネスマンを森に連れていき、3日間、2〜4時間森の中をハイキングしたところ、免疫細胞であるNK細胞が40%も増加し、1カ月経っても15%増の状態で維持されました。

　フィンランドの研究では、1カ月で5時間以上自然の中で過ごすだけで、ストレスが大幅に軽減され、脳を活性化し、記憶力、創造力、集中力、計画性が向上する。さらに、うつ病の予防効果もあるというのです。

　また、窓から緑が見える病室のほうが入院日数が短く、鎮痛剤の投与回数が少ないという研究もあります。

　都会に住んでいる人にとっては「自然の中に出かける」「自然の中で過ごす」というのは、遠いし面倒くさいと思うかもしれませんがご安心ください。

　フィンランド国立自然資源研究所の研究で、オフィスワーカーに「都心」「（街中の）整備された公園」「森林公園」の3箇所を30分散歩してもらい、前後の変化を調べました。

　森林公園で過ごした群では、ストレス回復度、活力度が上昇し、気分がポジティブになり、ネガティブな感情が減り、創造性も上昇し、ストレスホルモンのコルチゾールが低下しました。そして

それらの効果は、「（街中の）整備された公園」においても、「森林公園」とかなり近い効果が得られることがわかったのです。

つまり、1日30分、街中の公園でもいいので、緑や自然を眺めるだけで、ものすごい癒やしの効果、ストレス発散効果が得られるということです。

忙しいビジネスマンでも、昼休みに、会社の近くの公園でお弁当を食べる。「青空ランチ」をするだけで、ストレス解消効果が得られて、脳も活性化する。ただ緑や自然が見えるところに、30分ほど座っているだけですから、これ以上簡単なストレス解消法はないと思います。

外食ランチをする場合は、オープンテラスの店など、緑や木々が目に入るお店や席を選べば、より高い休息効果、リラックス効果が期待できます。

私は週に2、3回行くカフェがありますが、私のお気に入りは、真正面に街路樹の緑が広がる外に面した席です。木々の緑を見ながらランチをすると、それだけで非常に癒やされ、最高の気分転換となり、午後からの仕事もはかどります。

最も簡単なストレス発散法

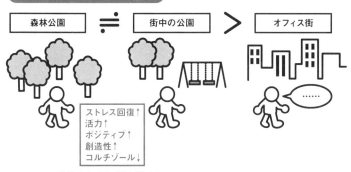

| 森林公園 | ≒ | 街中の公園 | ＞ | オフィス街 |

ストレス回復↑
活力↑
ポジティブ↑
創造性↑
コルチゾール↓

自然の中で過ごすだけでOK
街中の公園でも効果あり

遠出しなくても OK。
お気に入りの公園を探そう。

やってはいけない休息法ワースト3

　集中力を維持し、パフォーマンス高く仕事をするためには、上手に休息をとることが不可欠です。

　ドイツ・コンスタンツ大学の研究によると、「勤務終了時にあまりに疲れ切っていると、帰宅後にいくら休んでも回復できない」という結果が出ています。

　翌日に疲れを残さないためにも、仕事中に効果的に休憩をとることが必要。

　では、「最強の休息法」とは、一体、どのような方法なのでしょうか？
「最強の休息法」をお伝えする前に、「やってはいけない休息法ワースト3」をお伝えます。

【ワースト1　スマホを見る】

　休憩時間といえば、ほとんどの人は、休憩時間に入るやいなや、ポケットからスマホを取り出して、LINEやメッセージを見たり、ニュースや記事を見たり、スマホゲームをしたりするのではないでしょうか。

　多くの人にとって「休憩＝スマホ」といっても過言ではないでしょう。し

やってはいけない休息法

1　スマホを見る	2　座り続ける	3　疲れてから休憩
目が疲れる	集中力↓	がんばりすぎに注意
脳が興奮する	脳のパフォーマンス↓	疲れる前に休憩
実は休憩にならない	病気リスク↑	翌日に疲れを持ち越してしまう

かし、休憩時間にスマホを見るのは、「最悪の休息法」といえます。

なぜならば、脳は視覚情報の処理に、そのリソースの80%も使っているからです。つまり、「目を使う」＝「脳を酷使する」ということ。

デスクワークの仕事をしている人は、パソコンのディスプレイを長時間見ている人が多いはず。つまり、「仕事＝目を使う」ということですから、せめて休憩時間くらいは「目」と「脳」を休ませるべきです。

【ワースト2　座り続ける】

座り続けることはものすごく健康に悪い。そして座り続けることで脳のパフォーマンスを下げることは「1時間座り続けると、平均余命が22分縮む」（126ページ）で説明しました。

立つだけで、前頭葉が活性化し、集中力やワーキングメモリを高めるという研究があります。せめて休憩時間くらいは、「立つ」「歩く」べきなのです。

【ワースト3　疲れてから休憩する】

調子が上がると、休憩をとらずに何時間も連続で仕事をしてしまうという人がいますが、これがよくありません。

アメリカ・ベイラー大学の休憩頻度と休憩後にどんな気分になるかを調べた研究によると、「午後よりも朝の休憩のほうが効果が高い」「頻繁に休憩をとれば、休憩時間は短くても効果がある」「休憩の回数が少ないと、1回の休憩に長い時間をかけなければ回復効果が得られない」ことがわかりました。

疲れる前に、「短時間の休憩」をちょくちょくはさむのが、効果的な休息法です。

ある調査によると、仕事の合間に休憩をとらない人が、なんと41.4%。また、休憩をとっている人の「休憩の頻度」は「2時間に1回」よりも少ない人が、83.5%に及びました。つまり、「効果的な休息法」をしている人は、約10%しかいない。9割の人は非効率な「間違った休息法」をしているのです。

上手な休息法

| △ | 仕事 120分 | | 休憩 10分 | |
| ○ | 仕事 60分 | 休憩 5分 | 仕事 60分 | 休憩 5分 |

短時間でも休憩回数を増やす

疲れすぎる前に休む

集中力をキープしたいなら、
疲れる前に「ちょこちょこ」休む。

最強の休息法ベスト3

【ベスト1　運動】

　最強の休息法をひとつだけ挙げるなら、それは「運動」です。

　私は、執筆などが煮詰まったときは、「散歩」をします。10分の散歩でも、ものすごいリフレッシュ効果があり、散歩中に「すごいアイデア」をひらめくことも多いです。

　とはいえ、ビジネスマンで休憩時間に散歩に行くことが難しいという方は、工夫して運動する必要があります。

・ストレッチ

　両手を上に伸ばす、前に伸ばす。肩を回すなどの簡単なストレッチでも、かなりのリフレッシュになります。パソコン仕事をしていると、肩や首が凝りやすいので、首まわり、肩まわりの筋肉をほぐすことは非常に意味があります。

　休憩後の仕事のパフォーマンスはアップするでしょう。ストレッチは机に座ったままでもできますが、できるだけ立って行うべきです。

・階段の上り下り

　階段の上り下りも、時間が短い割にはけっこうな運動量があります。社内の移動は、エスカレーターやエレベーターを使わずに階段移動をするべき。「階段を使うと集中力がアップする」と思うとモチベーションも上がります。

・ちょっと歩く

　休憩中は、座り続けないことです。自販機まで、ちょっと歩く。休憩スペースまで、ちょっと歩く。とにかく立ち上がって、少しでもいいので「歩く」ことが、気分転換になります。

【ベスト2　目と脳を休ませる】

　いい休息とは、「脳を休ませる」ということです。脳をオフにするということ。つまり何もしないでボーッとする、というのが意外といいのです。多くの人はボーッとすると時間がもったいないと思うでしょうが、それは積極的に「脳を休ませる」ということ。集中力を回復し、休憩後の仕事のパフォーマンスを高めるという意味において、トータルで「時間を節約する」ことになる

のです。

　疲れたときに頭を机に伏せて休んでいる人がいますが、これもとてもいい休息法です。目を閉じて、数分休むだけでも、仮眠に近い脳の回復効果が得られるといいます。目を閉じて、瞑想やマインドフルネスをするのもいいでしょう。

【ベスト3　コミュニケーション、雑談】

　仕事とは関係のない脳を使うことが、結果として仕事に使う脳を休ませることになります。デスクワークを主体とする人は、言語脳を酷使していますので、コミュニケーションにより感情脳を活性化させるのがいいでしょう。

　カナダ・トロント大学の研究によると、昼休みの「交流」で、職場の絆を高めたいという上司の思いが強すぎて、部下に交流を無理強いしているようなときは、勤務時間後の疲労度が高まる傾向が観察されました。

　つまり、同じおしゃべりをするにしても、仕事の話が多くなったり、「人間関係をよくしよう」と意気込んだりすると、まったくの逆効果になるということ。

　効果的な休息法は、「仕事モード」をオフにすることです。つまり、くだらない話や笑い話などをしたほうが休息効果が高いのです。

　気心の知れた仲間と楽しい話題についてわいわい話すのが、効果的な休息法となります。

最強の休息法ベスト3

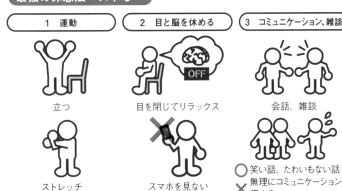

スマホはデスクに置きっぱなしで、
立ちながら雑談をしよう。

REST
休息
98

社会の役に立つことが、
心身を健康にする

「退職後は、のんびりしたい」という人も多いでしょうが、健康に長生きしたければ、リタイアしないことがおすすめです。

アメリカの長寿者を対象にした研究では、長寿者の共通点は、現在も仕事をしているか、最近まで仕事をしていた人でした。

引退した人は、仕事をしている同年齢の人と比べて、心血管疾患のリスクが40%、うつ病が40%、認知症が15%、その他糖尿病、がん、脳卒中、関節炎などのリスクもアップし、すべての健康問題のリスクが21%アップ。死亡率が11%もアップします。

また、5年間退職を先延ばしにすることで死亡率が10%低下したという研究もあります。

多くの人は、仕事はストレスと考えますが、人間には「軽度のストレス」「ほどよい緊張」が必要なのです。また、リタイアすると多くの方が「運動不足」に陥ります。

人との接触頻度、会話量、コミュニケーションの量も減って、脳への刺激も減ります。リタイアした人は、記憶力が25%低下、認知症リスクも大きくアップします。60歳になったあとも働く人は、認知症リスクが毎年3.2%ずつ低下するという研究もあり、「生涯現役」で働くことは、極めて有効な認知症予防となります。

仕事をする人は、「社会に貢献している」という実感を持ちますが、リタイアすると、「自分の役割は何もない」と無気力となります。実際、うつ病のリスクは40%もアップするのです。

①完全にリタイアしない

会社を退職しても、何がしかの仕事を続けるべきです。高齢者のワークスタイルは、毎日、出勤する必要はないと思います。パートタイムでいいのです。週に1、2回、あるいは月に数回の出勤

であっても、「自分は働けている」「ささやかながら社会に貢献している」という満足感、充実感が得られます。

②副業をする
「リタイアしない」というのは、「毎日、会社に通勤する」ということを意味しません。

　少ない金額でもいいので、「収入を得ている」ということが重要です。「お金を稼いでいる」＝「社会に役立っている」という意味を持つからです。

③社会貢献の活動をする
　もう仕事を退職してしまった、という方は、社会貢献、ボランティアなどの活動も効果的です。「社会参加」するということ。

　例えば、町内会長を引き受けるとか、スポーツの審判やコーチ、趣味サークルの講師などもいいでしょう。

　必ずしも仕事を続けなくてもいいので、「社会とのつながり」を持ち続ける。「役割や責任のあることを引き受ける」、そうしたほどよい緊張が、心と身体の健康には必要なのです。

「社会とのつながり」を持ち続ける

1 完全にリタイアしない	2 副業をする	3 社会貢献・活動をする
		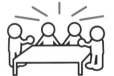
自信、満足感、充実感	経験をいかす	社会参加
運動不足の予防	社会参加	承認欲求
緊張感→認知症予防	経済的安心	緊張感→認知症予防

 細く、長く。
社会とつながりを持ち続ける。

大麻はタバコより安全か

「大麻は、タバコより安全」は本当でしょうか。

確かに、大麻は、タバコと比べると、がんや生活習慣病のリスクを著しく高めることはありませんが、精神病を発病するリスクを著しく高めるので、おもしろ半分で吸うのは、絶対にやめてください。

近年、大麻吸引すると精神病の発病率が飛躍的に高まるという報告が、多数出ています。

・大麻乱用で、統合失調症リスクが5.2倍に増える
・精神科新規患者の5人にひとりが大麻を常用している
・大麻使用でメンタル疾患リスク3倍、強い大麻使用で5倍になる
　といった具合です。

大麻と精神病の関係性については、つい最近、明らかにされてきました。「大麻禁止」国で、大麻吸引と病気の発症率を正確に調べることは困難でした。

しかし、アメリカ、オランダ、カナダ、オーストラリアなど、大麻が解禁される国や州が増え、「違法薬物」でなくなったため、正しい調査が可能となり、研究報告が出始めたわけです。

統合失調症のリスクが5.2倍というのは、尋常ではありません。統合失調症の発症率は通常で約1%もあるのですから。

ロンドン大学キングスカレッジ主催による、『ランセット』という権威ある雑誌に発表された研究。世界12都市を対象に実施された調査で、精神疾患の新規患者の5人にひとりが大麻を日常的に使用し、10人にひとりが作用の強い大麻を使用していました。この研究で、大麻を常用している人は精神疾患を初めて発症する確率が3倍高いことが明らかにされました。

おもしろ半分に大麻吸引したせいで、精神病を発病し、精神科病院に強制入院させられて、人生、棒に振りたいですか？「そんなこと、ありえない」と思うかもしれませんが、大麻が簡単に手に入る海外では、大麻吸引から精神病を発病する人が多発しているのです。

最近では、依存症の専門家の間では「脆弱性」という考え方が注目されています。薬物への感受性は遺伝子によって規定されていて、薬物にドハマりしやすい「依存症」の脆弱性遺伝子を持っている人は、そうでない人の何倍も依存症になりやすい、という考えです。

もしあなたが脆弱性遺伝子を持っていたとしたら、たった1回の大麻使用でも、そこから抜け出せない薬物依存症の「蟻地獄」に転落してしまう、可能性があるのです。

たった1回か2回、おもしろ半分でやった薬物がきっかけで、人生を棒に振った患者さんを何人も見ています。大麻に限らず、違法ドラッグ、その他の薬物すべて、「たった1回」でも、手を出すべきではありません。

大麻はメンタルにものすごく悪い

統合失調症		5.2倍
うつ病		1.4倍
自殺未遂		3.5倍
全メンタル疾患	通常の大麻	3倍
	強い大麻使用	5倍

精神科新規患者のうち5人にひとりが大麻を吸引

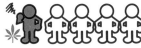

世界12都市の調査
をもとに作成

大麻は精神疾患発病の確率を上げる。
薬物には絶対手を出さない。

風邪を1日で治す方法

あなたは、風邪をひきやすいほうですか？

私は、ここ20年以上、風邪で熱を出したり、仕事を休んだことは一度もありません。もちろん、インフルエンザにもかかったことはないです。それは、以下でお伝えする「風邪を1日で治す方法」を実践しているからです。

民間療法と呼ばれるものには、科学的な根拠やエビデンスはなくても、やってみると効くものがあるものです。以下、お伝えする「風邪を1日で治す方法」は、私が今まで何度もやって、ほぼ100％効果が出ているという経験的に正しい方法ではありますが、科学的根拠やエビデンスはありません。科学的根拠のない方法は信用できないという方は、スルーしてください。

この方法は、私のYouTube動画「風邪を一日で治す方法」の中で紹介している方法で、30万回も再生されている超人気動画となっています。実際に私の友人の間では、「ものすごい効果がある」と大好評です。

使い捨てカイロが、3枚あるとできますので、実質100円ほどでできる安価な方法。だまされたと思って、一度試しても損はないでしょう。

【方法】

粘着型の使い捨てカイロを3枚と手ぬぐい（またはタオル）を用意してください。

1枚目「風門」。肩甲骨と肩甲骨の間に「風門」というツボがありますので、肌着の上から、そこに貼ります。肌着のいちばん上の部分に貼ると、ちょうど「風門」をカバーできます。

2枚目「胸の前」。胸の部分に貼ります。肌着の前側のいちばん上あたりに貼るといいでしょう。

3枚目「首まわり」。手ぬぐい（タオル）の中心にカイロを貼

ります。それをくるくる丸めて、マフラーのように首に巻きつけて縛ります。カイロの部分は、首のうしろ側にくるようにします。

一晩ぐっすり、7時間以上の睡眠をとってください。

カイロが1枚しかない場合。日中、仕事中などに貼る場合は、「1枚目」だけ貼ってください。

【注意】

皮膚にそのまま貼らないでください。また、皮膚が弱い人や肌着が薄い場合、カイロが長時間強く圧迫される場合は、低温火傷の可能性がありますのでご注意ください。

心臓が悪い人、高血圧の人は、心臓の上にカイロを貼るとよくないといわれます。心臓が悪い人、高血圧の人は、「2枚目」は貼らないでください。

【ポイント】

風邪のひき始めに貼ることが重要です。風邪のひき始めとは、背中が「ゾクッ」としたとき。鼻水や咳など、風邪の症状をちょっとでも感じたとき、身体のだるさを感じたときなどです。

「風邪かな」と思ったら、すぐにカイロを貼ってください。私の場合は、冬場の風邪やインフルエンザが流行している時期は、すぐに貼れるように使い捨てカイロを1枚、持ち歩いています。

発熱や鼻水、咳などが、ひどくなってからやっても、それなりの効果はありますが、1日ですっきり治すことは難しいです。

カイロでこの3点を温める

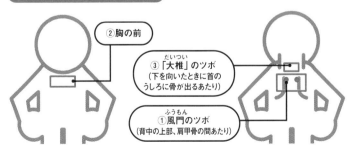

②胸の前

③「大椎」のツボ
（下を向いたときに首の
うしろに骨が出るあたり）

①風門のツボ
（背中の上部、肩甲骨の間あたり）

【根拠】

「風門」というツボがあります。「風門」とは、「風邪が侵入する門」。鍼灸ではこの門を熱でふさぐことで、風邪の侵入を防ぐと考えられています。

　もうひとつは、「大椎」。下を向いたときに首のうしろにできるでっぱりの部分です。大椎は、身体の温もりをつくり出すところとされ、ここを温めることによって身体全体を温められます。

　3枚のカイロで、首まわりを温めます。風邪というのは、「上気道炎」です。鼻、口から侵入したウイルスが咽頭（喉の奥のあたり）で、増殖して炎症を起こすのが風邪です。

　風邪のウイルスは熱に弱く、温度が高いと、威力が弱まります。ですから、風邪をひくと熱が出るのは、ウイルスに対する防衛反応です。また、体温が上がると免疫力がアップします。首まわりだけでも温めてあげることで、ウイルスの増殖を防ぎ、免疫力を高めることでウイルスを撃退できる、というコンセプトです。

　昔から、全身を温めて汗を大量にかくと風邪が治る、ともいわれます。私も試してみましたが、手や足を含めて、全身を温めすぎると、睡眠の質が悪くなります。風邪を治すには、免疫力を高めて「ぐっすり眠る」ことが重要です。深部体温が下がらないと、睡眠は深まらないので、全身ではなく首まわりに限定して「部分的」に温めることで、「深い睡眠」が確保されるのです（以上の根拠は私の持論なので、科学的に証明されたものではありません）。

【さらに】

　寝る前に「葛根湯」「ビタミンC」と「ビタミンE」のサプリを服用します。葛根湯やビタミンの風邪への効果は、実は科学的には証明されていません。

　しかしながら、1％でも効果が期待できるのなら、飲んで損はないと思います。「効く！」と思って飲めば、プラシボ（偽薬）効果も期待できます。

風邪を予防する方法

　風邪はひかないのがいちばんです。普段から、風邪をひかないよう風邪の予防をしっかりと行ってください。

（1）手洗い、マスク、うがい

　ウイルス感染を防ぐための「手洗い」の重要性は、コロナ感染を通して、多くの人に周知されたでしょう。マスクはウイルス感染を予防できるかという議論はありますが、冬場においては保温、保湿効果は間違いなくあります。ウイルスは低温乾燥を好みます。外気が非常に寒い場合は、マスクなしだと咽頭の温度が５度近くも下がります。

（2）睡眠

「風邪をひきやすい」人の多くは、睡眠不足です。睡眠不足になると、風邪をひくリスクは5.2倍にまで跳ね上がります。

（3）マフラー

　風邪の予防に絶大な効果があるのが、マフラーです。首まわりを絶対に冷やさないこと。先述した「大椎」のツボを冷やさない。そのために、秋から冬にかけては、マフラーは必須です。

風邪を予防する方法

手洗い　　　　　マスク　　　　うがい

マフラー　　　　十分な睡眠　　定期的な運動　　栄養（ビタミンC・ビタミンE）

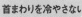
首まわりを冷やさない　　　　　　免疫力を高める

 いちばん身近な病気「風邪」を撃退すれば、仕事に穴をあけない。

『アウトプット大全』『インプット大全』と大全シリーズがベスト
セラーになってから、「ベストセラーを書く方法を教えてくださ
い」という質問をされます。

　その方法は、実はシンプルです。"心と身体を徹底的に「整える」"
ということです。

　がんばっているのに、仕事や人生がうまくいかない、という人
は多いはずです。５年前の私も、そんな状態でした。執筆と情報
発信、講演活動など、必死にがんばっているのに、なぜか空転し
ている。自分の行動、努力の半分ほどしか結果につながっていな
い気がする……。

　そこで私は、自分の時間の使い方や生活習慣を見直し、改善で
きることを一つひとつ改善していきました。

　週１回の運動を週２、３回へと増やす。飲み会は、必ず終電ま
でに帰り、夜更かしは絶対にしない。７時間以上、睡眠をとる。
古武術を始める。姿勢やインナーマッスルを鍛える。徹底的に自
分と向き合う、などです。

　本書の内容は、すべて自らを実験台として試した、試行錯誤の結果なのです。

　心と身体を整えると、脳のパフォーマンスが高まることを、自分の体験からも強く実感します。素晴らしいアイデアが湧く。圧倒的に集中力が高まる。同じ仕事量を２分の１の時間で完成させ、クオリティは２倍ほど高いものが書けるようになりました。５年前の自分と今の自分を比べると、自分の実感値でパフォーマンスは４倍です。

　また、感情的にも余裕ができるので、不安もイライラもなくなります。怒ることもないし、精神的にもゆとりができて、笑顔で対応できる。人間関係もものすごくうまくいきます。

　私の約30年間の精神科医としての経験と知識、数百冊の本の内容、膨大な論文のエッセンスを凝縮。そして、「日本人のメンタル疾患、自殺を減らす」という私のビジョンを「予防」のテーマを核にしてまとめあげたのが、『ブレインメンタル強化大全』です。

　誰でも、何歳でも、今の自分より高いパフォーマンスを発揮することができます。自分らしい人生を生きることができます。
　その大前提が、「心と身体が整っている」ということです。
　本書の内容を実行することで、「気力、体力の充実」「心身の健康」「最高のパフォーマンス」のすべてが手に入ります。
「究極の健康本」としてお役立ていただけるなら、精神科医としてこれ以上の幸せはありません。

精神科医　樺沢紫苑

参考図書

【序】

● 『絶対にミスをしない人の脳の習慣』(樺沢紫苑著、SB クリエイティブ、2017 年)

【CHAPTER1　睡眠】

● 『スタンフォード式　最高の睡眠』(西野精治著、サンマーク出版、2017 年)

● 『睡眠障害　現代の国民病を科学の力で克服する』(西野精治著、KADOKAWA、2020 年)

● 『SLEEP　最高の脳と身体をつくる睡眠の技術』(ショーン・スティーブンソン著、花塚恵訳、ダイヤモンド社、2017 年)

● 『睡眠こそ最強の解決策である』(マシュー・ウォーカー著、桜田直美訳、SB クリエイティブ、2018 年)

● 『8 時間睡眠のウソ。日本人の眠り、8 つの新常識』(三島和夫、川端裕人著、集英社、2017 年)

● 『ブレイン・ルール』(ジョン・メディナ著、小野木明恵訳、日本放送出版協会、2009 年)

● 『【連載】睡眠の都市伝説を斬る』ナショナルジオグラフィック日本版、三島和男
　https://natgeo.nikkeibp.co.jp/nng/article/20140623/403964/

● 『日常生活の中におけるカフェイン摂取－作用機序と安全性評価－』
　栗原久　東京福祉大学・大学院紀要 第 6 巻 第 2 号 pp109-125 (2016,3)

● 『睡眠と健康―交替勤務者の睡眠習慣の課題―』高田真澄

● 『日本衛生学雑誌』(Jpn. J. Hyg.), 73, 22-26 (2018)

【CHAPTER2　運動】

● 『脳を鍛えるには運動しかない！最新科学でわかった脳細胞の増やし方』(ジョン J. レイティ、エリック・ヘイガーマン著、野中香方子訳、NHK出版、2009 年)

● 「健康のための身体活動に関する国際勧告（WHO）日本語版」
　http://www.nibiohn.go.jp/files/kenzo20120306.pdf

● 『GO WILD 野生の体を取り戻せ！　科学が教えるトレイルラン、低炭水化物食、マインドフルネス』(ジョン J. レイティ、リチャード・マニング著、野中香方子訳、NHK出版、2014 年)

● 『超筋トレが最強のソリューションである　筋肉が人生を変える超科学的な理由』(Testosterone、久保孝史著、文響社、2018 年)

● 『ブレイン・ルール　健康な脳が最強の資産である』(ジョン・メディナ著、野中香方子訳、東洋経済新報社、2020 年)

● 『運動は心に効くか』村上宣寛、心理学ワールド、53 号、2011 年 4 月号、25-26

【CHAPTER3　朝散歩】

● 『脳からストレスを消す技術』(有田秀穂著、サンマーク出版、2012 年)

● 『朝の 5 分間 脳内セロトニン・トレーニング』(有田秀穂著、かんき出版、2005 年)

● 『ハーバード医学教授が教える 健康の正解』(サンジブ・チョプラ、デビッド・フィッシャー

著、櫻井祐子訳、ダイヤモンド社、2018 年)
- ●『脳を最適化すれば能力は 2 倍になる　仕事の精度と速度を脳科学的にあげる方法』（樺沢紫苑著、文響社、2016 年）

【CHAPTER4　生活習慣】
- ●『親切は脳に効く』（デイビッド・ハミルトン著、堀内久美子訳、サンマーク出版、2018 年）
- ●『レジリエンス入門：折れない心のつくり方』（内田和俊著、筑摩書房、2016 年）
- ●『レジリエンス：人生の危機を乗り越えるための科学と 10 の処方箋』（スティーブン・M・サウスウィック、デニス・S・チャーニー著、西大輔・森下博文・森下愛訳、岩崎学術出版社、2015 年）
- ●『糖尿病診療ガイドライン 2019』（日本糖尿病学会著・編集、南江堂、2019 年）
- ●『高血圧治療ガイドライン 2019』（日本高血圧学会高血圧治療ガイドライン作成委員会編集、ライフサイエンス出版、2019 年）
- ●『世界一シンプルで科学的に証明された究極の食事』（津川友介著、東洋経済新報社、2018 年）
- ●『長生きできて、料理もおいしい！　すごい塩』（白澤卓二著、あさ出版、2016 年）
- ●『名医が考えた！免疫力をあげる最強の食事術』（白澤卓二監修、宝島社、2020 年）

【CHAPTER5　休息】
- ●『書くだけで人生が変わる自己肯定感ノート』（中島輝著、SB クリエイティブ、2019 年）
- ●『NATURE FIX　自然が最高の脳をつくる　最新科学でわかった創造性と幸福感の高め方』（フローレンス・ウィリアムズ著、栗木さつき、森嶋マリ訳、NHK 出版、2017 年）
- ●『コミックエッセイ 脳はなんで気持ちいいことをやめられないの？』（中野信子著、アスコム、2014 年）

【その他】
- ●『学びを結果に変えるアウトプット大全』（樺沢紫苑著、サンクチュアリ出版、2018 年）
- ●『学び効率を最大化するインプット大全』（樺沢紫苑著、サンクチュアリ出版、2019 年）

【死亡率と疾病リスクについて】
死亡率、病気のリスクのグラフは、複数の論文から代表的な数値をピックアップし、よりリスクの高いほうの数字で作成しています。病気のリスクは、年齢、性別、人種、経過観察期間などによっても大きく変化します。厳密にいうと、異なる研究を同一のグラフにまとめることは、科学的に正確とはいえません。あくまでも、危険性の大小を知るための「目安」として理解してください。

【「ベスト」「ワースト」について】
本文中の「ベスト」「ワースト」の選考は、著者の経験、判断による順位付けによるものです。

sanctuary books

サンクチュアリ出版ってどんな出版社？

世の中には、私たちの人生をひっくり返すような、面白いこと、すごい人、ためになる知識が無数に散らばっています。それらを一つひとつ丁寧に集めながら、本を通じて、みなさんと一緒に学び合いたいと思っています。

最新情報

「新刊」「イベント」「キャンペーン」などの最新情報をお届けします。

Twitter	Facebook	Instagram	メルマガ
@sanctuarybook	https://www.facebook.com /sanctuarybooks	@sanctuary_books	ml@sanctuarybooks.jp に空メール

ほん S よま　ほんよま

「新刊の内容」「人気セミナー」「著者の人生」をざっくりまとめた WEB マガジンです。

sanctuarybooks.jp/
webmag/

スナックサンクチュアリ

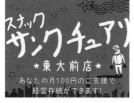

飲食代無料、超コミュニティ重視のスナックです。

sanctuarybooks.jp/snack/

クラブ S

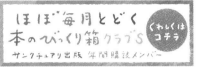

新刊が 12 冊届く、公式ファンクラブです。

sanctuarybooks.jp/clubs/

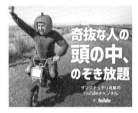

サンクチュアリ出版
You Tube
チャンネル

奇抜な人たちに、
文字には残せない本音
を語ってもらっています。

"サンクチュアリ出版
チャンネル" で検索

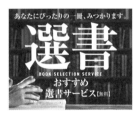

選書サービス

あなたのお好みに
合いそうな「他社の本」
を無料で紹介しています。

https://www.sanctuarybooks.jp
/rbook/

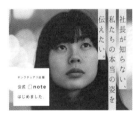

サンクチュアリ出版
公式 note

どんな思いで本を作り、
届けているか、
正直に打ち明けています。

https://note.com/
sanctuarybooks

本を読まない人のための出版社

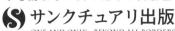

Profile
樺沢紫苑
かばさわ しおん

精神科医、作家

1965年、札幌生まれ。1991年、札幌医科大学医学部卒。2004年からシカゴの
イリノイ大学に3年間留学。帰国後、樺沢心理学研究所を設立。

「情報発信を通してメンタル疾患、自殺を予防する」をビジョンとし、累計50万人
以上に精神医学や心理学、脳科学の知識・情報をわかりやすく伝える、「日本一ア
ウトプットする精神科医」として活動している。

シリーズ累計70万部の大ベストセラーとなった『学びを結果に変えるアウトプット大
全』『学び効率が最大化するインプット大全』(サンクチュアリ出版)の他、30冊
以上の著書がある。

公式ブログ　https://kabasawa3.com/blog/
公式メルマガ　http://kabasawa.biz/b/maga.html
登録はこちらから

ブレインメンタル強化大全

2020年9月3日 初版発行

著者　　　樺沢紫苑

デザイン　井上新八
DTP　　　セールストリガー

営業　　　市川 聡(サンクチュアリ出版)
広報　　　岩田梨恵子／南澤香織(サンクチュアリ出版)
編集　　　吉田麻衣子(サンクチュアリ出版)

発行者　鶴巻謙介
発行所　サンクチュアリ出版
〒113-0023　東京都文京区向丘2-14-9
TEL 03-5834-2507　FAX 03-5834-2508
http://www.sanctuarybooks.jp
info@sanctuarybooks.jp

印刷・製本　中央精版印刷株式会社